ÉTUDE

SUR

LA MÉNOPAUSE

DU MÊME AUTEUR

Phthisie aiguë. – Symptômes typhoïdes, lésions simultanées de la tuberculose et de la dothiénentérie. *In Progrès médical, n° 5*, 30 janvier 1875.

Pleurésie purulente. — 6 thoracentèses. Guérison. *In Progrès médical*, n° 8, 8 février 1875.

Note sur un cas d'atrophie du membre inférieur droit consécutive à un traumatisme (avec M. le Dr Desnos). *In Progrès médical*, n° 40. 2 octobre 1875.

Kyste interstitiel du ligament large, difficultés du diagnostic; sarcôme du ventricule moyen. *In Gazette médicale de Paris*, n° 30, 25 juillet 1875.

Note sur un cas de lymphadénie sans leucémie (avec M. Desnos). *In Gazette médicale de Paris*, nos 34 et 35. 19 et 26 août 1875.

Des difficultés de diagnostic que peuvent soulever certaines tumeurs de l'abdomen à apparition intermittente en rapport avec la menstruation. — Rein mobile (avec M. Desnos). *In Annales de Gynécologie*. Février 1876.

Note sur deux cas de folie, avec guérison, survenue pendant la période d'état de la fièvre typhoïde. *In Union médicale*, n° 43. 14 avril 1877.

ÉTUDE

SUR LA

MÉNOPAUSE

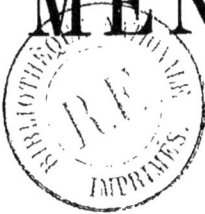

PAR

Ernest BARIE,

Docteur en Médecine de la Faculté de Paris
Ancien interne des hôpitaux de Paris,
Médaille de bronze de l'assistance publique (Internat, 1876).
Membre de la Société anatomique et de la Société clinique.

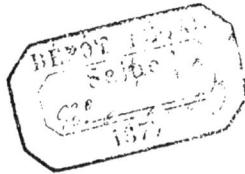

PARIS

V. ADRIEN DELAHAYE ET Cⁱᵉ, LIBRAIRES-ÉDITEURS,

PLACE DE L'ÉCOLE-DE-MÉDECINE

1877

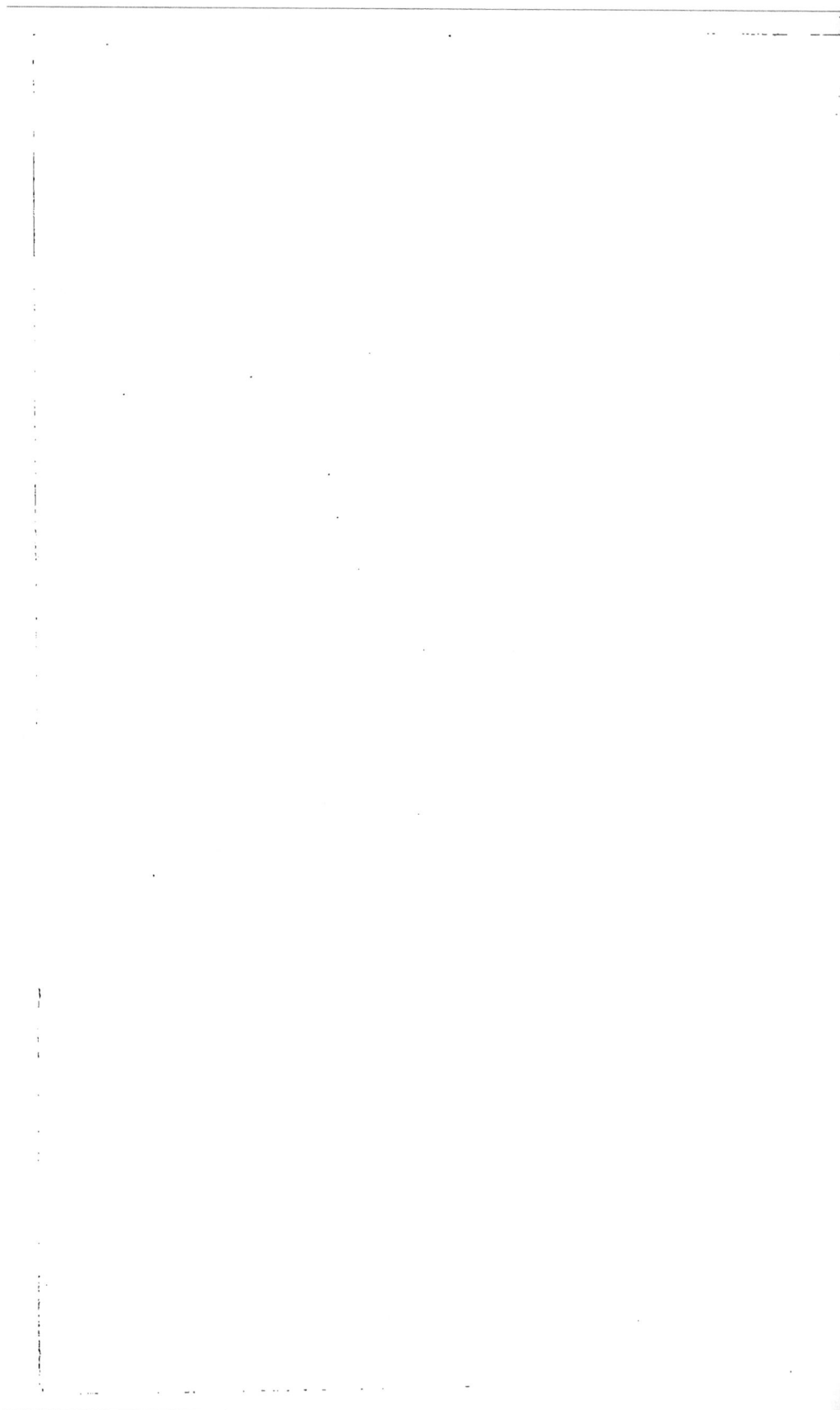

AVANT-PROPOS.

Durant le cours de notre internat, nous avons pu observer quelques troubles graves, principalement dans le domaine du système nerveux, chez des femmes parvenues à l'époque de la cessation définitive des règles (ménopause). Nous avons pensé qu'il y avait là une relation probable de cause à effet et qu'il ne serait pas sans intérêt d'étudier le phénomène de la ménopause pour lui assigner exactement le rôle qu'il joue dans la production de certains phénomènes morbides. Nous n'ignorons pas combien une pareille tâche est remplie de difficultés : la ménopause est un problème physiologique fort compliqué, son interprétation est des plus délicates : d'un autre côté, l'hôpital est un champ très-restreint pour une pareille exploration, rarement les malades y viennent demander des soins pour les mille accidents du retour d'âge, et c'est bien plutôt dans la pratique journalière de la ville, que le médecin peut assister à ces malaises variés, à ces troubles si complexes qui caractérisent l'âge de la cessation. Quoi qu'il en soit, nous avons pensé que de l'exposé de nos observations personnelles et de l'examen critique des faits relatés par les auteurs, on pouvait tirer un travail d'ensemble digne, nous l'espérons, d'attirer l'attention des observateurs.

Puissions-nous ne pas être resté trop au-dessous de notre tâche.

ÉTUDE

SUR

LA MÉNOPAUSE

─────❦─────

II.

Historique.

La ménopause (μὴν, mois, et παῦσις, cessation) est l'époque
à laquelle la femme cesse normalement et définitivement
d'être réglée. Désignée en latin sous le nom de *climacte-*
ricum tempus; de *change of life, turn of life,* en anglais ;
Aufhören de Weiblichen Reinigung, en allemand, on l'appelle encore chez nous: âge critique, âge climatérique,
âge de retour, etc., etc. On conçoit, par le grand nombre
de dénominations synonymiques qu'on lui a données, combien cette période de la vie féminine a dû occuper l'attention des médecins. D'ailleurs il est peu de sujets en médecine qui aient donné lieu à plus de mémoires, de dissertations, d'écrits de toute sorte, que la menstruation, avec ses
variations diverses. La ménopause, fin naturelle de cette
fonction physiologique, a eu sa large part dans ces différents écrits, et ce n'est pas assurément par insuffisance de
documents, qu'un pareil travail est difficile. Mais parmi
ces nombreux matériaux combien peu ont une réelle valeur
scientifique !

Dans l'antiquité, le flux cataménial préoccupe beaucoup

les médecins, mais avec l'amour du merveilleux qui caractérise cette époque, ils font dépendre le phénomène de
certaines observations astrologiques. Plus tard, le terrain
se déblaie, et ce sont surtout des conseils hygiéniques,
souvent fort bizarres, qui font tous les frais d'intermina-
bles dissertations. De tous ces ouvrages, il ressort une
idée dominante, c'est que le moment de la cessation des
règles est une époque redoutable pour la femme. Pénétrés
des dangers qui menacent sa vie, les auteurs lui prodiguent
les avis, l'accablent de conseils : tout est examiné, l'habi-
tation que la femme devra choisir, les vêtements qu'elle
devra porter ; on lui choisit ses aliments, on lui assigne
certaines occupations, etc., etc. Il faut ainsi arriver jusqu'au XVIᵉ siècle pour trouver les premiers travaux d'une
réelle valeur. Plus près de nous, la littérature médicale
s'est enrichie d'un assez grand nombre de travaux intéressants sur lesquels nous aurons à revenir.

Quoi qu'il en soit et malgré ces études nombreuses, le
sujet présente encore un grand nombre de points obscurs,
et c'est encore, aujourd'hui, un de ceux sur lesquels rè-
gnent le plus de préjugés et d'aphorismes extra-médicaux.
Ne voit-on pas journellement, dans le monde, les femmes
rapporter à leur retour d'âge, les moindres indispositions
qu'elles éprouvent ; toutes en parlent comme d'une époque
redoutable et s'offrent mutuellement des conseils, plus souvent basés sur leur propre goût que sur les données véritables de l'hygiène.

Dans ces dernières années, un certain nombre de travaux
sont venus jeter la perturbation dans ces idées enracinées ;
des faits bien observés, des statistiques nombreuses ont
battu en brèche la malignité de la ménopause ; mais tom-
bant bientôt dans l'exagération opposée, les auteurs s'appuyant sur ce fait, que la mortalité, à l'âge de la cessation,
n'est pas sensiblement plus élevée qu'à d'autres périodes

de la vie, ont enlevé tout caractère critique à la ménopause.
Nous pensons qu'entre ces deux camps opposés, la vérité
est au milieu : que la ménopause n'engendre pas, *en général*, d'affections graves ou de maladies mortelles, cela, est
notre avis ; mais d'un autre côté, il nous paraît incontestable, qu'elle a pu, chez certaines femmes, donner lieu à
des accidents de la plus haute gravité.

L'importance du rôle que joue l'utérus sur l'état de santé
ou de maladie de la femme n'avait pas échappé aux anciens ; on connaît l'aphorisme d'Hippocrate : « Propter uterum, mulier tota, morbus est, » ce que Van Helmont, dépassant la pensée du père de la médecine exprimait en
disant : « Propter solum uterum, mulier est quod est. » Quant
à l'hémorrhagie menstruelle, la plupart des médecins de
l'antiquité avaient cette opinion, encore accréditée aujour-
d'hui auprès de quelques personnes, qu'elle devait être considérée comme un émonctoire naturel chargé de déverser
au dehors les produits malsains, accumulés dans l'organisme : c'est pourquoi le sang des règles ainsi chargé de
matières fermentescibles, avait pour eux un caractère in-
fectieux au premier chef. Ainsi, tant que ce liquide était
régulièrement évacué, la santé de la femme était préservée ;
mais du jour où par suite de l'âge il cessait définitivement
d'être expulsé, il provoquait, par sa résorption dans l'économie, une foule de maladies graves. Ainsi s'expliquait la
malignité de la ménopause.

Pline l'Ancien décrit ainsi les qualités malfaisantes du
sang des règles : «..... Rien de plus monstrueux dans ses
effets que le flux menstruel ; aux approches d'une femme
dans cet état, les liqueurs s'aigrissent ; les grains qu'elle
touche perdent leur fécondité..... les plantes des jardins
sont brûlées jusqu'à la racine, les arbres auprès desquels
elle se repose, laissent tomber leurs fruits ; à sa seule présence..... les essaims d'abeilles meurent, le cuivre et le fer

se rouillent sur-le-champ et prennent une odeur repous-
sante, les chiens qui goûtent au sang menstruel, deviennent enragés et font des morsures incurables..... »

Columelle (*De re rusticâ*) dit que la femme qui a ses
règles empêche les végétaux de s'accroître, et qu'elle peut
même les faire périr par un seul regard! Dans son livre
sur l'Agriculture, Palladius prétend qu'il suffit de
faire promener une femme dans un jardin pour faire
mourir tous les insectes qui s'y trouvent. Sans aller
aussi loin, que ces auteurs latins, Fernel, au XVIe siècle,
de Graaf, au XVIIe siècle, soutenaient encore que le sang
menstruel avait des qualités « morbifiques et malfaisantes. »
Bien avant Pline et ses contemporains, chez les Hébreux
la loi judaïque, considérant que les femmes au moment de
leurs règles exerçaient une influence destructive sur tout
ce qui les approchait, les obligeait à se tenir enfermées
pendant sept jours: « Et quand une femme aura son flux
de sang en sa chair, elle sera séparée sept jours, et quiconque la touchera sera souillé jusqu'au soir. Et toute chose
sur laquelle elle aura couché durant sa séparation sera
souillée, et toute chose sur laquelle elle aura été assise sera
souillée » (1). Etait souillé également quiconque avait tou-
ché les vêtements, le lit, etc., au moment de son flux. Quant
aux rapports conjugaux pendant les règles, ils étaient
punis très-sévèrement: « Quand un homme aura couché
avec une femme qui a ses mois...., ils seront tous deux
retranchés du milieu de leur peuple. »

Les Hébreux obéissaient aveuglément aux prescriptions
de la loi, la Bible nous en fournit un exemple curieux. On
sait que Rachel fille de Laban, fuyant la maison paternelle,
avait emporté les idoles avec elle, en ayant soin de les
cacher sous la selle où elle était assise. Laban après avoir
cherché partout en vain, s'approchait déjà d'elle, mais se

(1) Lévitique. Cap. XV, V. 19.

retira aussitôt après que sa fille lui eut dit: « Que mon Seigneur ne se fâche point si je ne puis me lever devant lui, car j'ai ce que les femmes sont accoutumées d'avoir» (1). On trouvera dans le livre de Moïse, un grand nombre de préceptes et de recommandations concernant l'époque des règles.

Hippocrate et Aristote, les premiers, prétendirent que le flux cataménial n'avait aucune propriété malfaisante, et Hippocrate allait même jusqu'à comparer poétiquement le sang menstruel au sang pur d'une victime qu'on vient d'égorger. Leur opinion était la bonne et les travaux modernes n'ont fait que la confirmer. Les recherches de Denis (de Commercy) et de Bouchardat en fixant exactement la composition chimique du sang des règles, en ont démontré la parfaite innocuité. De nos jours, cette manière de voir est partagée par la majorité des auteurs. Nous dirons cependant qu'il y a une dizaine d'années, Diday (de Lyon), attribuant au sang menstruel certains principes irritants, a observé chez l'homme une forme particulière d'uréthrorrhée chronique causée par le coït pendant les règles, et résultant du contact avec le sang et peut-être aussi avec quelques autres secrétions de la muqueuse génitale.

Jusqu'au XVIIe siècle l'état de la science reste stationnaire, les quelques auteurs que nous ayons rencontrés, ne méritent pas de nous arrêter, leurs écrits fort peu clairs ne nous apprennent rien de nouveau ; la plupart sont remplis de conseils aussi embrouillés que minutieux, pour les femmes parvenues à l'âge de retour. Il nous faut arriver aux travaux de Stahl (2), de Forestus (3), d'Hoffmann (4), de

(1) Genèse. Cap. XXXI, V. 34.
(2) G. E. STAHL. De mensium muliebrum fluxu et suppressione. Iéna, 1694.
— De fine mensium, initiis morborum varicrum, opportuno. Halle, 1700.
(3) FORESTUS. De mulieb. morbis, livre 28. Opera. Rouen, 1653.
(4) F. HOFFMANN. De malo histerico, 1718. Med. rat. syst. Halæ.

Fothergill (1), d'Astruc (2), de Vigarous (3), etc., pour
sortir du domaine étroit des conseils hygiéniques, et déjà
ces auteurs ébauchent la physiologie pathologique de la
ménopause, et tentent une première classification méthodique de ses accidents. Leurs recherches avaient été secon-
dées, d'ailleurs, par les découvertes, déjà publiées, de de
Graaf (4) sur les organes génitaux de la femme. A une
époque plus rapprochée de nous, le sujet s'agrandit tout
à coup, grâce aux beaux travaux de Négrier (5) et de
Gendrin (6) sur l'anatomie et la physiologie des ovaires,
et aux savantes recherches de Pouchet (7), de Coste (8),
de Raciborski (9), et de Bischoff (10) par lesquelles était
établi le rapport intime de la menstruation avec l'ovulation. Je citerai encore les travaux si complets sur
la menstruation, de Brierre de Boismont (11) et de
Pétrequin (12), les études comparatives de Leudet (13) sur
l'âge de la ménopause dans les différentes classes, les

---

(1) FOTHERGILL. On the management proper at the cessation of the menses, 1774. Trad. française de Petit-Radel, 1812.
(2) ASTRUC. Maladies des femmes, 1761. Paris.
(3) VIGAROUS. Cours élément. des maladies des femmes, 1801.
(4) DE GRAAF. Hist. anat. des part. génit. qui servent à la génération.
Bâle, 1679.
(5) NÉGRIER. Recherches anat. et physiologiques sur les ovaires. Paris
1840.
(6) GENDRIN. Traité philosoph. de médecine pratique, 1839, t. II.
(7) POUCHET. Théorie positive de l'ovulation spontanée, etc., 1847.
(8) COSTE. Histoire du développement des corps organisés. Paris,
1847.
(9) RACIBORSKI. De la puberté et de l'âge critique chez la femme, etc.
Paris, 1844.
(10) BISCHOFF. Traité du développement de l'homme et des mammifères.
1843.
(11) BRIERRE DE BOISMONT. De la menstruation considérée dans ses rapports physiologiques et pathologiques, 1842.
(12) PÉTREQUIN. Recherches sur la menstruation, 1835.
(13) LEUDET. Etude sur la menstruation des femmes de Rouen et du département de la Seine-Inférieure. — Congrès méd. internat. de Paris, 1867.

recherches statistiques de Briquet (1) et de Beau (2) sur l'influence de la menstruation sur l'hystérie et l'épilepsie, et les recherches cliniques d'Aran (3). Enfin plus récemment, un médecin anglais J. Tilt, a publié dans un ouvrage très-complet sur la ménopause, un grand nombre de faits bien observés, auxquels nous avons fait quelques emprunts (4).

Il serait injuste de ne pas signaler les travaux antérieurs de J. Chouffe (5), de Gardanne (6) et de Rocque (7).

III.

Anatomie et Physiologie pathologiques.

Les travaux de Pouchet, de Raciborski, etc., ont établi que la menstruation se composait de deux phénomènes étroitement liés et agissant presque simultanément :

1° Congestion extrême de l'utérus, amenant une hémorrhagie périodique ;

2° Ponte spontanée d'un ou plusieurs ovules, se détachant de l'ovaire. Ce sont donc surtout ces deux organes qu'il faut examiner, si l'on veut se rendre compte des modifications anatomiques survenues dans les organes génitaux par suite de la ménopause.

(1) BRIQUET. Traité clinique et thérapeutique sur l'hystérie. Paris, 1859.

(2) BEAU. Recherches statistiq. pour servir à l'histoire de l'épilepsie et de l'hystérie. Archiv. de Méd., 1836.

(3) ARAN. Leçons cliniques sur les maladies de l'utérus, 1858.

(4) J. TILT. The change of life in health and disease, 3e édition. Londres, 1870.

(5) J. CHOUFFE. Des accidents et des maladies qui surviennent à la cessation de la menstruation. Thèse Paris. Floréal, an X.

(6) GARDANNE. De la ménopause. Paris, 1821, 2° édit.

(7) ROCQUE. Essai sur la physiologie et la pathologie de la ménopause. Thèse Paris, 1858.

Nous avons pu étudier seize fois, l'utérus et ses annexes chez des femmes parvenues toutes à l'âge de retour ; leur âge variait entre 46 et 58 ans. Ce sont ces recherches que nous allons exposer.

A. *Utérus.* — Contrairement à l'opinion de Peloux, qui voulait que chez la femme après la cessation, l'utérus fût plus grand que pendant la jeunesse, on peut dire que ce qui frappe avant tout la vue, c'est l'atrophie considérable de cet organe, lequel d'ailleurs a conservé sa forme. Cruveilhier qui chez de très-vieilles femmes a trouvé des utérus ne dépassant pas le poids de 4 à 8 grammes, dit que cet organe chez la femme adulte qui a eu des enfants, pèse de 48 à 64 grammes. Nous avons trouvé des différences très-variables dans nos pesées : chez une femme de 55 ans qui avait eu deux grossesses, l'utérus ne pesait pas plus de 25 grammes, chez une autre du même âge qui avait eu plusieurs enfants, il pesait 48 grammes ; prenant la moyenne de nos seize pesées, nous obtenons un poids de 40 grammes 50. L'aspect extérieur de l'organe est lisse et poli, sa coloration est grisâtre, ses parois semblent épaissies. En faisant une coupe médiane dans la masse, nous tombons dans la cavité de l'utérus, elle offre généralement l'aspect triangulaire parfait, à sommet dirigé du côté du col ; de plus, elle renferme le plus souvent un mucus visqueux de coloration louche dans lequel on trouve en grand nombre des débris épithéliaux, et des granulations graisseuses. Chez quelques femmes ce mucus était presque solide, chez d'autres il était teinté de brun ; dans un cas, la cavité en était remplie au point de ressembler à une véritable poche kystique.

Le *col* est à peine marqué, la portion vaginale est presque entièrement effacée. Ce fait peut être considéré comme constant, et nous ne comprenons guère comment il a pu être nié par Mayer (de Bonn) 1826 (1). Mais les modifications les plus intéressantes se sont passées au niveau des deux orifices du col.

A. *Orifice interne.* — Mayer, Velpeau, Virchow, et après eux F. Guyon (2) ont signalé l'oblitération complète de l'orifice interne. Sur 20 utérus de femmes de 50 à 60 ans, examinés par cet auteur, 13 fois l'oblitération était complète, 5 fois elle était plus ou moins marquée, 2 fois elle manquait complètement. Sur nos 16 cas, nous n'avons trouvé l'oblitération complète de l'orifice que 7 fois, chez les 9 autres on pouvait introduire un très-mince stylet, avec plus ou moins d'aisance, dans l'intérieur du col, et le faire passer librement du vagin dans la cavité du corps utérin. Cette légère différence s'explique en ce que les femmes observées par Guyon, étaient plus âgées que les nôtres ; par cela même ses observations s'écartent un peu du cadre des altérations anatomiques dues à l'âge critique, et rentrent plutôt dans les lésions atrophiques de la vieillesse. Quand cette oblitération existe, elle siége au niveau de l'extrémité supérieure des colonnes du corps, et mesure de 0,004 à 0,008 millimètres.

B. *Orifice externe* — Dans la grande majorité des cas, nous avons noté un rétrécissement notable de l'orifice externe, mais jamais comparable à celui de l'orifice profond.

Par suite de cette sorte de cloison, qui vient, dans l'orifice interne, séparer le corps utérin de sa portion cervicale, il résulte que ces deux cavités se terminent en culs-de-sac, adossés l'un à l'autre. Il semble même qu'il y ait tendance

---

(1) In BRESCHET. *Archives de médecine*, t. X, p. 97, 1826.

(2) F. GUYON. Etude sur les cavités de l'utérus à l'état de vacuité. Thèse de Paris, 1858.

à la séparation des deux cavités, qui vivront désormais indépendantes l'une de l'autre : la cavité du corps, passant ordinairement à l'état kystique et pouvant dans quelques cas s'accroître de plusieurs millimètres en hauteur, le col, au contraire, continuant sans cesse à décroître. Chez une femme de 52 ans, Guyon a pu constater une segmentation presque complète entre les deux cavités.

Il n'est pas sans intérêt de rapprocher de ces faits les dimensions approximatives de l'utérus aux différents âges de la femme, en tenant compte de l'influence considérable des approches viriles. Ainsi, tandis que chez les vierges, la cavité cervicale est supérieure de plusieurs millimètres à celle du corps, les deux cavités paraissent sensiblement égales chez la nullipare qui a subi des rapports sexuels, enfin chez les femmes âgées, la cavité du corps l'emporte de 0,01 centimètre environ sur celle du col.

Avant tout, ce qu'il importe de remarquer, c'est la séparation tranchée qui se fait entre les deux parties de l'utérus, au moment de la ménopause ; et si l'on voulait pousser plus loin l'analyse, on verrait que l'âge critique ne fait seulement qu'*exagérer* cette indépendance des deux régions qui existe dès la naissance même de l'organe.

L'anatomie, la physiologie et la clinique nous en fournissent les preuves.

Différences anatomiques. — 1° On sait que vers la fin du 5° mois de la vie intra-utérine, il apparaît dans la cavité utéro-vaginale une sorte de bourrelet circulaire qui s'accroît peu à peu pour former la portion vaginale du col, celle-ci l'emporte pendant longtemps sous le rapport de la dimension et de l'épaisseur des parois sur le corps de l'utérus qui ne commence à prendre de la consistance que vers la fin du 6° mois.

2° Après la naissance et pendant toute la durée de la vie

de la femme, différences considérables entre les deux muqueuses du col et du corps (épithélium, glandes, etc., etc.).

Dans le domaine physiologique, on n'observe pas de moindres distinctions : tout le monde sait que pendant la grossesse, le corps de l'utérus se développe dès le début de la conception, tandis que le col ne commence à se dilater que tardivement, et c'est seulement après la dernière quinzaine, ainsi que M. Stoltz l'a montré, que se raccourcissant peu à peu, il fusionne avec le corps de la matrice.

Enfin, *la Clinique* ne nous montre-t-elle pas certaines affections envahir de préférence, l'un ou l'autre des deux segments utérins : le cancer, pour le col; les tumeurs fibreuses pour le corps, etc., etc.

Muqueuse. — Après avoir fait macérer des portions de muqueuse utérine pendant vingt-quatre heures, dans l'acide acétique étendu d'eau, puis fait durcir dans la gomme et dans l'alcool, et enfin pratiqué des coupes minces colorées au carmin, nous avons trouvé l'état de la muqueuse à peine modifié. Dans la muqueuse du corps, des glandes en tubes nombreuses, les unes simples, les autres bifurquées à leur base, un épithélium cylindrique déformé, et manquant dans bon nombre de points. Au niveau du col, l'épithélium devient pavimenteux; nous y avons trouvé, encore, une masse de papilles filiformes, et des séries linéaires de petits orifices conduisant dans des follicules arrondis, destinés à sécréter le mucus visqueux qui remplit la cavité du col à l'état normal.

Cruveilhier y a trouvé fréquemment de petits polypes muqueux.

B. VAGIN. — Il ne nous a présenté aucune particularité.

Chassaignac pense qu'il se rétrécit habituellement à sa partie supérieure où il n'existerait plus de cul-de-sac.

C. TROMPES. — Je les ai trouvées normales, sauf dans deux cas où la portion utérine était absolument oblitérée et réduite à une sorte de cordon fibreux. Sur 13 femmes âgées et chez lesquelles les règles étaient supprimées depuis plusieurs années, Seuvre (1) a rencontré 5 fois ce resserrement ; une fois il était accompagné par la présence d'un petit calcul du volume d'une tête d'épingle enchâssé dans la muqueuse. Pour Gendrin, au contraire, le canal des trompes serait évasé à sa partie utérine, rétréci et obturé à sa partie supérieure. Nous n'avons pas eu l'occasion de vérifier cette remarque ; d'après Guyon, le pavillon serait quelquefois oblitéré.

D. OVAIRES. — Les altérations des ovaires sont beaucoup plus considérables ; ici la forme et la structure sont sensiblement modifiées. Déjà au XVIIIᵉ siècle, Rœderer (2) avait donné une bonne description macroscopique de l'état de ces organes à la ménopause, et les auteurs qui se sont occupés de la question depuis cette époque, n'ont guère fait que contrôler et parfaire cette description. Les ovaires ayant notablement diminué de volume, leur enveloppe externe se rétracte et forme des circonvolutions, des anfractuosités nombreuses qui donnent à l'organe, l'aspect d'un noyau de pêche. En même temps, d'après Raciborski (3), le liquide contenu dans les vésicules de Graaf est résorbé en partie, les parcelles solides qu'il renferme viennent former une couche pseudo-membraneuse, qui s'attache fortement aux parois des vésicules, et en augmentent l'épaisseur. Celles-ci se présentent alors sous la forme de bourses grisâtres, à

(1) SEUVRE. — Recherches sur l'inflammation des trompes utérines. Th. Paris, 1874, p. 10.

(2) RŒDERER. Icones uteri humani observationibus illustratæ. Gœttingue, 1759.

(3) RACIBORSKI. Traité de la menstruation. Paris, 1863, p. 259.

parois froncées, leur cavité est vide et sèche, ou renferme fort peu de liquide. Par suite de la rétraction constante de l'ovaire, elles sont peu à peu comprimées, aplaties, et finissent même par être expulsées, par une sorte d'énucléation, laissant à leur place de petites excavations plus ou moins profondes. Ces vésicules ainsi transformées ont l'apparence du tissu fibreux.

Dans un cas (femme de 56 ans), nous avons trouvé les ovaires considérablement atrophiés et transformés en une masse grisâtre aussi dure que la pierre, une autre fois, l'un des ovaires était dur, ratatiné, l'autre plus petit avait la consistance plâtreuse. Chez une femme parvenue à la ménopause depuis deux ans, Gardanne a trouvé une ossification presque complète de l'utérus et ses annexes. Le travail atrophique des ovaires s'exagère avec l'âge et, quelquefois chez des femmes très-âgées ces organes n'existent plus qu'à l'état de vestiges.

Négrier (1), chez une femme de 80 ans, ne trouva plus traces de l'ovaire ni de la trompe du côté droit, l'ovaire gauche était transformé en un cordon cartilagineux de la grosseur d'une plume d'oie, la trompe du même côté était repliée sur l'utérus.

L'examen microscopique dénote, une atrophie, un amincissement considérable de la zone corticale du parenchyme ovarique avec absence de follicules de Graaf. De plus, on trouve des cicatrices nombreuses et des corps jaunes en quantité variable; les vaisseaux sont profondément altérés : il y a épaississement et dégénérescence athéromateuse de leurs parois. Ces lésions sont constantes, elles étaient des plus nettes sur une série de préparations que nous avons examinées au laboratoire du Collège de France et que nous devons à l'obligeance de M. de Sinéty.

(1) NÉGRIER. Recherches anatomiques et physiologiques sur les ovaires dans l'espèce humaine. Paris, 1840. 17e fatt, p. 54.

Ainsi, les altérations de l'ovaire peuvent se résumer en ces mots : atrophie considérable du parenchyme, mort des follicules, athérome des parois vasculaires. Lancereaux a signalé l'alcoolisme comme pouvant provoquer très-rapidement cette atrophie. D'après nos relevés, nous donnons à ces ovaires ainsi atrophiés un poids moyen de 3 grammes 8, au lieu de 6 à 8 grammes, poids normal pendant la période adulte. Selon la remarque de Puech, cette atrophie porterait d'abord sur le diamètre antéro-postérieur, c'est-à-dire sur l'épaisseur, en second lieu sur la largeur, et enfin sur le diamètre transversal ou suivant la longueur; en un mot, l'atrophie suit un ordre inverse de celui suivant lequel es ovaires s'étaient accrus au moment de la puberté.

E. Vaisseaux utéro-ovariens. — Quelques auteurs mentionnent la présence d'incrustations calcaires sur les parois des artères hypogastriques, des artères utérines, et même sur les parois de l'aorte lombaire. Nous avons, en effet, un certain nombre de fois, observé ces lésions vasculaires, mais *toujours* nous avons trouvé en même temps des altérations athéromateuses dans d'autres points du système artériel. Ce fait ne saurait donc expliquer à lui seul, ainsi que le veulent quelques-uns, l'atrophie rapide de l'utérus et des ovaires, puisque d'autres organes, nourris par des vaisseaux présentant les mêmes désordres dans leur structure, ne subissent que lentement ce travail rétrograde. Signalons enfin d'après Rocque (1) la présence de « varices avec coagulation spontanée dans les plexus veineux rétro-utérins, dans les plexus veineux ovariques et dans ceux des ligaments larges. » Cette altération serait constante.

F. Organes génitaux externes. — **Mamelles.** — Les

(1) Rocque. Essai sur la physiologie et la pathologie de la ménopause. Th. Paris, 1858.

organes génitaux externes participent à cette déchéance de tout le système génital : les grandes lèvres, les nymphes se flétrissent, la vulve tout entière prend une coloration vineuse, ou bien, au contraire, une teinte pâle, anémiée, le pubis se dégarnit de poils, etc.

La *glande mammaire* s'atrophie, les seins demeurent flasques et pendants. Cruveilhier a trouvé les conduits galactophores remplis d'un liquide visqueux noirâtre qu'il a pu suivre jusque dans les dernières ramifications.

Le sang des règles regardé pendant de si longues années comme pernicieux a longtemps excité les recherches des physiologistes : non coagulable comme le sang tiré des vaisseaux, il était classé par les uns, comme sang veineux, d'autres, au contraire, le faisaient sortir des artères. Pour Chaussier, c'était du sang artériel, pour Magendie, il se rapprochait plutôt du sang des veines. Denis (de Commercy)(1) lui assigne les caractères suivants : rouge obscur, il ne se coagule pas mais se décompose en une partie séreuse qui surnage sur le vase, laissant au fond de gros grumeaux mous et noirâtres. La physiologie moderne a montré que, contrairement à l'opinion ancienne, il contient de la fibrine ; quant à la coagulation, il est fort probable qu'elle est empêchée par la présence du mucus vaginal.

Outre les éléments habituels : hématies, leucocytes, globulins, etc., on y trouve encore quelquefois, à l'examen microscopique, du mucus, des débris épithéliaux pavimenteux, provenant de l'exfoliation de la muqueuse vaginale (Pouchet).

D'après Brierre de Boismont, qui, en maintenant pendant dix heures le spéculum étroitement appliqué autour du col

---

(1) DENIS (de Commercy). Recherches expérimentales sur le sang humain. Paris, 1830.
— Nouveau Mémoire sur le sang, etc. Paris, 1859.

utérin, put obtenir du sang non mélangé aux mucosités du vagin, le sang menstruel serait alcalin ?

Au contraire, Donné prétend qu'il est acide ; Denis, sans se prononcer, dit qu'il verdit légèrement le sirop de violettes.

Rappelons la composition du sang des règles, d'après Denis et d'après Bouchardat :

Analyse de DENIS.			*Analyse de* BOUCHARDAT.		
Parties aqueuses		12.50	Eau	90.08	sur 100
Parties en suspension ou en globules		10.90	Matières fixes	6.92	
Parties en solution		6.58	Ces matières fixes divisées en 100 parties pour établir leurs proportions relatives, ont donné les résultats suivants :		
Eau	8.250		Fibrine		75.27
Fibrine	0.50		Albumine		
Hématosine	6.34		Matière colorante		
Mucus	4.53		Matières extractives	0.42	
Albumine	4.83		— grasses	2.21	
Oxyde de fer	0.05		Sels	5.31	
Sels de chaux	0.50		Mucus	16.79	
Graisse phosphorée	0.39			100.00	
Sels de soude	0.95				
Sels de potasse	0.95				

Les anciens, ainsi que nous l'avons dit précédemment regardaient le sang menstruel comme un émonctoire, chargé d'expulser les produits morbifiques accumulés dans l'organisme, or, il est établi aujourd'hui, qu'une véritable dépuration organique s'effectue par l'écoulement menstruel, mais là, où les anciens croyaient trouver des produits malsains et morbifiques, nous ne trouvons que les résultats d'une série d'échanges et de combinaisons chimiques. En d'autres termes, *le sang menstruel concourt à diminuer l'excès de carbone du sang.*

C'est aux savantes recherches d'Andral et Gavarret (1)

(1) ANDRAL et GAVARRET. Recherches sur la quantité d'acide carbonique exhalé par le poumon dans l'espèce humaine. Annales de chimie et de physique, 1843, 3e série, t. VIII.

que nous sommes redevables de ce point important de la physiologie de la menstruation.

D'après les travaux de ces deux auteurs, il résulte que dans les deux sexes, l'exhalation d'acide carbonique par le poumon, augmente d'une façon constante, et suivant les mêmes lois, jusqu'à la puberté. A partir de cet âge, des différences s'accentuent entre les deux sexes. Ainsi, chez l'homme, la quantité d'acide carbonique exhalé s'accroît sans cesse jusque vers 30 ans, puis, cet âge passé, elle diminue graduellement, pour revenir, au moment de l'extrême vieillesse, à ce qu'elle était à l'âge de dix ans environ. Chez la femme, au contraire, à partir du début de la menstruation, la quantité d'acide carbonique rejetée par le poumon, reste la même, et n'augmente plus, tant que l'écoulement cataménial persiste régulièrement, c'est-à-dire pendant toute la période adulte de la vie féminine. Au moment de l'âge critique, quand les règles se suppriment, l'exhalation pulmonaire augmente tout à coup d'une façon notable, et finit ensuite par décroître, comme chez l'homme, à mesure que la femme approche de la sénilité.

Quelques chiffres fixeront plus exactement ces données biologiques. La femme adulte, régulièrement menstruée, n'exhale, en moyenne, par le poumon, que 6 grammes 4 de carbone par heure, absolument comme les enfants du même sexe (1); chez l'homme, cette quantité est de 7 grammes avant 15 ans, et de 11 gr. 3 depuis 15 jusqu'à 40 ans.

(1) Une autre analyse des mêmes auteurs donne les chiffres suivants :

Femme de 10 à 45 ans exhale par les poumons : 11 litres 7 d'acide carbonique par heure.

—	50 à 60 ans	—	13 litres 4	—
—	60 à 80 ans	—	12 litres 5	—

De ces recherches, il ressort bien évidemment que pendant la période d'activité menstruelle, le sang des règles supplée en partie le poumon et se charge avec lui d'éliminer le carbone en excès accumulé dans l'économie ; *une fois les règles normalement supprimées, le poumon agit seul et la quantité exhalée par lui, s'élève immédiatement.*

Un autre phénomène vient à l'appui de notre interprétation : pendant la grossesse, l'exhalation carbonique augmente, comme à l'âge du retour, pour s'abaisser immédiatement dès que le flux cataménial a reparu. Il va sans dire que les chiffres donnés plus haut ne sont qu'une moyenne, et que dans les deux sexes et à tous les âges, la quantité d'acide carbonique éliminée par les voies respiratoires est d'autant plus élevée que les sujets sont vigoureux et robustes.

Causes de la cessation des règles. — Haller l'explique par l'extrême régidité acquise par les vaisseaux de l'utérus qui les rend désormais imperméables au sang lancé par le cœur. Astruc la considère comme le résultat du desséchement et du raccornissement de la matrice et des vaisseaux qui s'y rendent. Gardanne (1), quittant le terrain de l'anatomie pure, l'explique par une sorte d'humeur prolifique, qu'il appelle *aura seminalis*, laquelle, à l'état normal, attire le sang dans l'utérus et provoque aussi son évacuation ; de là, l'écoulement menstruel. A l'âge moyen de la vie des femmes, cette aura n'existe plus, et les règles cessent définitivement de couler. Nous ne nous arrêterons pas à l'explication du phénomène, proposée par Gardanne, explication plus obscure encore que le phénomène lui-même, et nous dirons simplement : l'utérus et les ovaires sont des organes

(1) GARDANNE. Loc. cit.

tout spéciaux, nullement liés à l'existence même de la femme, leurs fonctions sont essentiellement limitées et passagères ; quand leur rôle a été rempli, ils s'atrophient, ils se désorganisent et à la déchéance anatomique succède la déchéance physiologique.

Tenter d'aller plus loin dans l'état actuel de la science, est chose impossible.

Depuis que les travaux modernes, dont nous avons parlé précédemment, ont démontré le rapport intime de la menstruation avec les phénomènes complexes qui se passent du côté des ovaires, il n'est plus permis de ne voir dans le flux cataménial, qu'un agent de dépuration organique ; c'est aussi, c'est surtout la manifestation extérieure d'un processus interne très-important : l'ovulation (1).

Le flux menstruel qui se montre d'une façon si régulière pendant plus de la moitié de l'existence de la femme

(1) Il faut avouer que la théorie classique de l'existence d'un rapport direct entre l'ovulation et la menstruation est singulièrement battue en brèche par des faits, qui deviennent chaque jour plus nombreux, de retour périodique des règles après une double ovariotomie. Slavjansky en a rapporté des exemples, un médecin américain Goodman, dont le travail a été analysé dans les *Annales de Gynécologie*, 1876, p. 231 et 363, rapportant 27 cas d'ovariotomie double, a vu que 10 fois la menstruation n'avait pas été influencée par l'opération ; dans un cas elle fut augmentée, dans deux autres elle devint irrégulière. Sous le nom de *Menstruation sans ovaires*, on trouve dans les *Archives de physiologie*, t. I, 1868, p. 376, l'analyse de deux observations curieuses, dues à un chirurgien américain R. Storer, qu'il nous semble intéressant de rapporter en les abrégeant. Storer voulant montrer que l'écoulement sanguin périodique peut être indépendant de l'ovulation, cite ces deux faits :

1er FAIT : *Menstruation persistant après l'ablation des deux ovaires, sans modification de quantité, qualité et de régularité.* — Femme de 35 ans, 3 fausses couches pendant la première année de mariage, depuis 3 enfants. Menstruée à l'âge de 14 ans, pas de troubles depuis cet âge Les règles étaient sur le point de paraître au moment de l'opération ; elles se montrèrent le jour suivant, trois semaines après la dernière époque. Plus

Barié.   3

est donc un phénomène physiologique qui occupe le premier rang dans l'organisme féminin ; sa suppression définitive ne peut se faire sans troubler profondément l'économie. Il est impossible de concevoir que la femme soumise pendant près de trente ans, à une spoliation périodique de 100 à 120 grammes de sang, puisse supporter l'arrêt définitif de cette excrétion habituelle sans que l'équilibre de son organisme en soit ébranlé. Il faut que celui-ci s'accom-

d'une année après l'opération la santé est excellente. La menstruation a persisté avec une régularité presque absolue. L'intervalle est ordinairement d'un mois, quelquefois de deux. Le sang coule lentement, goutte à goutte, sans former de caillots, accompagné de maux de reins. Cette femme n'a aucune affection organique de la matrice, ni cancers, polypes, tumeurs fibreuses, etc., elle n'a eu aucun rapport sexuel, rien en un mot qui puisse être la cause de l'écoulement sanguin.

2° FAIT : *Ablation des deux ovaires et de la matrice, pour une tumeur fibreuse pesant 37 livres.* — Ce cas est d'autant plus intéressant que la femme avait dépassé l'époque moyenne de la ménopause. Femme de 47 ans, non mariée. Bonne santé jusqu'à l'âge de 42 ans. L'opération marcha régulièrement. Malgré l'altération profonde de l'utérus, les ovaires étaient parfaitement sains, ils furent naturellement enlevés avec l'utérus. Jusqu'au moment de l'opération, la menstruation, quoique peu abondante, avait été régulière. 18 jours après l'opération et 26 jours après la deuxième époque menstruelle, on vit un écoulement par le vagin, il dura trente heures et fit éprouver à la malade un sentiment de courbature, des maux de reins. C'était évidemment un dernier effort de la nature pour rétablir la fonction menstruelle. Il ne s'est jamais reproduit depuis. Deux et deux mois après l'opération, la malade jouissait d'une parfaite santé. Mais d'où venait le sang se demande l'auteur? La partie vaginale du col de la matrice avait été seule conservée sous forme d'un bouton charnu. Le sang venait de l'extrémité du col utérin, comme cela se voit dans les cas de menstruation pendant la grossesse, époque à laquelle les ovaires sommeillent, tandis que la matrice appelée à de nouvelles fonctions n'est plus en état de jouer son rôle ordinaire.

Les cas de menstruation pendant la grossesse sont connus depuis longtemps, Gibbs (*The Lancet*, 1858), Elsœsser (Zeitschr. de Behrend, 1857), en ont rapporté des exemples. Desormeaux a publié un fait plus curieux encore de règles apparaissant seulement pendant la grossesse (Répert.

mode peu à peu à cette vie nouvelle et trouve en remplacement de l'utérus devenu inerte, un débouché vers d'autres organes. Mais ce nouvel état de choses ne s'établit que lentement, et ce n'est qu'au prix d'accidents variés que l'économie peut retrouver la stabilité perdue. C'est ainsi que s'expliquent les troubles complexes de gravité diverse,

gén. d'anat. et de physiologie). L'indépendance des fonctions menstruelles et de l'ovulation est admise par quelques médecins allemands contemporains, et Beigel (de Vienne) n'admet même *aucun rapport* entre la menstruation et l'ovulation. (*Krankheiten des Weiblichen Geschlechtes*, Maladies du sexe féminin. Erlangen, 1874, t. I, p. 305). D'après Mayrhofer (de Vienne) *Ueber die gelben Körper und die Ueber Wanderung des eies*. Sur les corps jaunes et la migration de l'œuf. Vienne, 1876.

M. de Sinéty qui a eu l'extrême obligeance de nous faire connaître et de nous communiquer ce dernier mémoire peu connu en France, a fait à la *Société de biologie*, à plusieurs reprises, et notamment dans la séance du 2 décembre 1876, une communication des plus intéressantes, sur l'indépendance relative qui peut exister entre l'ovulation et la menstruation. Il s'agit d'une jeune fille de 21 ans, morte à la Salpêtrière, dans le service de M. Charcot ; menstruée à l'âge de 13 ans, elle l'avait été, quoique un peu irrégulièrement, jusque deux mois avant sa mort. Les deux ovaires étaient asymétriques ; l'examen histologique fut pratiqué, et sur aucun point on ne trouva de follicules de Graaf, à maturité et faisant saillie à la surface de l'ovaire, on ne trouvait même aucun follicule à un degré quelconque de sa période ascensionnelle, ni traces de cicatrice de corps jaunes de la menstruation. La muqueuse utérine était au contraire dans l'état qu'elle présente au début de la période menstruelle : vaisseaux gorgés de sang, hypertrophie des glandes et chute de l'épithélium, dégénérescence graisseuse de la couche la plus interne de la muqueuse, etc. Ainsi chez cette jeune fille, qui avait eu ses règles il y avait deux mois, on ne trouvait aucune trace de corps jaunes. De plus, l'état de la muqueuse indiquait que l'écoulement menstruel était imminent, et sur aucun point de l'ovaire, il n'y avait de follicule mûr ni en train de mûrir.

M. de Sinéty rapproche ce fait, d'un cas qui est la contre-partie du précédent : Une jeune femme phthisique qui n'avait plus ses règles depuis six mois, présentait dans l'ovaire un énorme follicule venant de se rompre.

Enfin, chez une jeune malade à laquelle M. Terrier avait enlevé les deux ovaires, la menstruation se montra pendant plusieurs mois, avec régularité et accompagnée des troubles ordinaires : rachialgie, douleurs mammaires, etc.

qui caractérisent l'âge de la ménopause et auxquels bien peu de femmes peuvent échapper.

Le premier effet produit par la suppression du flux menstruel, est sans contredit un *état pléthorique* donnant lieu à des phénomènes congestifs variés, ou même à des hémorrhagies, quand la pléthore sanguine est très-accusée. On conçoit d'ailleurs que celle-ci sera d'autant plus intense que la femme sera d'une plus forte constitution et d'un tempérament sanguin plus prononcé. Toutes les régions du corps peuvent être le siége de ces congestions, de ces hémorrhagies ; mais il est à remarquer que ces troubles fonctionnels sont beaucoup plus fréquents dans les organes péri-utérins, que partout ailleurs (hémorrhoïdes, etc., métrorrhagies, mélæna, etc.).

« Cet état pléthorique, dit Gendrin (1), déterminera d'autant plus facilement une hémorrhagie par l'extrémité inférieure de l'intestin, qu'il existe une habitude de fluxion vers les vaisseaux abdominaux, déterminée par l'habitude de l'hémorrhagie menstruelle récemment interrompue. » Sans aller jusqu'à l'hémorrhagie, il est très-fréquent d'observer des signes manifestes de congestion des organes du petit bassin : pesanteur aux lombes, au périnée, sensation de chaleur, de cuisson, à l'anus et à la vulve, etc. Un autre résultat de cette hyperémie des organes pelviens, est l'engorgement du système de la veine porte, et par suite, l'état congestif du foie, phénomène encore exagéré en ce qu'une partie du système veineux utéro-ovarien s'en va directement à la veine cave inférieure, laquelle communique médiatement avec les radicules de la veine porte par les anastomoses nombreuses des plexus veineux hémorrhoïdaux.

Rien de plus facile maintenant que de comprendre la fréquence des hémorrhoïdes à l'âge critique ; de même pour

(1) GENDRIN. Influence des âges sur les maladies. Thèse de concours pour la chaire de pathologie interne. Paris, 1840, p. 15.

les affections hépatiques (congestion, état bilieux, lithiase
biliaire), qu'on rencontre si souvent chez les femmes de
40 à 50 ans, et sur lesquelles H. Bennett et Aran ont les
premiers appelé l'attention.

L'utérus lui-même peut être le siége de congestions ou
d'hémorrhagies. Il n'est pas rare, alors que le flux menstruel ne s'était pas montré depuis plusieurs mois, et que
la femme pouvait s'en croire définitivement affranchie, de
voir survenir des métrorrhagies intermittentes qui se distinguent de l'écoulement menstruel par leur *irrégularité*,
la *durée*, et par les altérations dans la *qualité* et la *quantité*
du flux sanguin. Ces pertes, sur lesquelles nous aurons
bientôt l'occasion de revenir, peuvent avoir des causes
bien différentes; mais il est hors de doute que dans bon
nombre de cas elles sont produites, de même que les
hémorrhoïdes, le mélæna, les hématuries, etc., par une
congestion très-intense du petit bassin, survenue pour
compenser l'écoulement périodique désormais supprimé.
Dans d'autres cas, ces métrorrhagies sont les dernières
manifestations vitales d'un organe qui va disparaître, phy-
siologiquement parlant; enfin, quelquefois l'influence de
l'*habitude* sur le retour de ces congestions supplémentaires
paraît indiscutable. « Par cela qu'un organe a été le siége
d'une hyperémie hémorrhagique, ce phénomène tend à
s'y reproduire dans le cas même où aucune modification
organique n'est apparente, qui puisse constituer un lien
pathogénique entre ces fluxions successives et périodiques (1). »

Ces congestions, ces hémorrhagies supplémentaires peuvent s'exercer dans d'autres régions; c'est ainsi qu'on a
signalé des hémoptysies mensuelles survenant après la
ménopause (Bordeu); des hématémèses (Tilt); des épistaxis,

(1) GUENEAU DE MUSSY. Des hémorrhagies sous le rapport pathogénique.
Th. Agrégation, 1847.

des congestions de la moelle (Ollivier d'Angers) et de l'encéphale (Piorry); quelquefois même des hémorrhagies se sont produites dans des siéges tout à fait insolites, tels que : les points lacrymaux (Béclard); les mamelles (A. Paré et Tilt); le cuir chevelu, le conduit auditif (Puech), etc. — Chez quelques femmes, les phénomènes de compensation se sont manifestés par une hypersécrétion remarquable de certains flux : vomissements aqueux (Menville); diarrhée séreuse (Brierre de Boismont, Gendrin); sueurs profuses, ptyalisme (Bouchut), etc.

Ce sont là autant d'agents de décharge ou de dépuration organique, chargés de suppléer la menstruation absente. Ils n'ont qu'un seul but : empêcher le choc brusque qui se produirait dans l'économie par le passage subit de l'activité et de la vie génitale au repos et à l'inertie absolus. Ces flux passagers, ces hypersécrétions anormales, dont le rôle est essentiellement provisoire, disparaissent quand l'organisme féminin accoutumé peu à peu à ce nouvel état de choses, a retrouvé son équilibre.

Dans d'autres cas, la perturbation produite dans l'économie par la cessation des règles relève plus directement d'une sorte de suractivité nerveuse. Raciborski, qui lui a donné le nom de *pléthore nerveuse*, a remarqué que dans ce cas c'est le système ganglionnaire qui est en jeu. Les ovaires recevant leur innervation du système nerveux viscéral, leur suppression doit retentir spécialement sur le système du grand sympathique. « On dirait que l'innervation du grand sympathique étant privé de l'important débouché que lui présentait périodiquement l'orgasme de l'ovulation, répand l'excédant de son activité sur d'autres fonctions de l'économie. Les troubles nés de cette manière ont une forme mal déterminée, n'ont que des caractères vagues, mobiles, et changent à tout moment d'aspect; ils appartiennent, en un mot, à cet ordre de phénomènes ner-

veux qui a été désigné il y a une trentaine d'années, par
Cerise, sous le nom de *névropathie protéiforme*, que Sandras avait appelé *état nerveux*, et que Bouchut a décrit
sous le nom de *nervosisme* (1). » Dans cette catégorie rentrent tous ces malaises vagues si fréquents à l'âge du retour, tels que migraines, palpitations de cœur, vertiges
passagers, etc.; ce sont encore des troubles divers de l'innervation vaso-motrice, bouffées de chaleur au visage, rougeur subite de la face.

Assez souvent on trouve réunies chez la même personne
les perturbations dues à la suractivité nerveuse, et les accidents causés par la pléthore sanguine. Enfin, disons que
dans quelques cas les signes du nervosisme s'observent
chez des femmes pâles, anémiées, ayant des souffles cardio-
vasculaires, et dont l'état chlorotique reconnaît pour cause
des hémorrhagies (pertes utérines surtout) abondantes et
répétées, survenues au moment de l'âge critique.

Dans ce chapitre nous n'avons étudié qu'au point de vue
général l'anatomie et la physiologie pathologiques de la
ménopause, dans celui qui va suivre, et à propos de chacun
des accidents de l'âge critique, nous reviendrons avec détail sur chaque point intéressant.

IV.

Symptomatologie.

1. *Age de la ménopause.* — Il n'est pas possible de déterminer exactement l'âge où commence la ménopause, la
plus grande diversité d'opinion règne à ce sujet parmi les
auteurs. Alors que la plupart d'entre eux considèrent la
ménopause comme le moment de la cessation définitive

(1) Loc. cit., p. 267.

des règles, Tilt (1) distingue dans ce phénomène physiologique deux périodes distinctes :

a. La première, caractérisée par l'irrégularité de la menstruation et la « défaillance de la fonction ovarique » com-
mencerait vers l'âge de 44 ans et aurait une durée moyenne
de 2 ans et 3 mois. Pour le médecin anglais, qui désigne
cette période sous le nom de *dodging time*, qu'on pourrait
peut-être en français traduire par ces mots : *temps des
écarts*, c'est la véritable époque pathologique de la ménopause.

b. La seconde période commence à la cessation définitive du flux menstruel, vers 46 ans; elle ramène généralement la santé troublée par le *dodging time* (2). Cette distinction n'a pas été jusqu'ici admise en France. Quoique trop
absolue, nous croyons qu'elle mérite d'être conservée, car
elle correspond à deux époques bien distinctes de la vie de
la femme. Ainsi que Tilt l'a remarqué, c'est pendant le
temps des écarts que surviennent les troubles sans gravité
de la ménopause; quant à la seconde période, il s'en faut
qu'elle soit le signal constant du retour à la santé : en
effet, c'est presque toujours après la cessation *définitive* du
flux sanguin qu'apparaissent, au bout d'un temps variable,
les accidents graves de l'âge climatérique, du moins c'est
ce qui résulte des faits que nous avons pu observer et de
ceux rapportés par les divers auteurs.

Quoi qu'il en soit, d'après de nombreuses recherches,
et surtout d'après les statistiques de Brierre de Boismont
et de Raciborski, nous admettrons que l'âge moyen de la
cessation varie entre 40 et 50 ans. Outre les conditions

(1) JOHN TILT. The change of life in health and disease. Londres, 1870,
3e édition.

(2) J'adresse tous mes remerciements à mon excellent ami, M. le docteur Servant, dont la profonde connaissance de la langue anglaise m'a
été si utile dans la traduction de différents ouvrages ou mémoires.

propres au tempérament de chaque femme, un grand
nombre de circonstances font avancer ou retarder la suppression du flux. L'influence des conditions hygiéniques,
du régime, de la misère ou de l'aisance est incontestable ;
il en est de même des accouchements nombreux et rappro-
chés, des affections diverses de l'utérus et des ovaires, des
occupations habituelles de la vie, état sédentaire, exercices
violents, travaux pénibles, séjour à la ville ou à la campagne, et surtout l'état cachectique résultant de lésions
organiques profondes, tubercules, cancers, qui bouleverse
complètement le mécanisme régulier de la menstruation.
— Signalons encore l'influence de maladies graves, qui
ont, dans certains cas, fait devancer l'époque de la ménopause de plusieurs années, telles sont la fièvre typhoïde, le
choléra (Courty), etc. Enfin, d'autres causes d'importance
moindre : frayeur, émotion vive, colère, chutes, coups et
traumatismes. Les climats paraissent avoir également une
certaine influence : en général, dans les pays septentrio-
naux l'époque de la cessation arrive plus tardivement que
dans les contrées du Centre et surtout du Midi. En Norwége, en Pologne, le retour d'âge se manifeste entre 47 et
48 ans, tandis qu'en Espagne il survient vers 44 ans. Les
conditions sociales influent encore d'une façon notable sur
le début de la ménopause.

Leudet, de Rouen (1), dans des recherches statistiques
très-étendues, a montré que la ménopause arrivait plus
tardivement chez les ouvrières que chez les femmes de la
classe aisée. Enfin, il est un point fort important à noter,
c'est que le début de l'âge critique n'est pas en corrélation
directe avec celui de la puberté ; il semble plutôt que les
femmes dont l'instauration a été précoce conservent plus

(1) LEUDET (de Rouen). Etude sur la menstruation des femmes de Rouen
et du département de la Seine-Inférieure. Congrès médical international
de Paris, 1867.

longtemps le privilége de la fonction menstruelle; de
même quand la puberté a été tardive, il est fréquent
que la suppression soit prématurée. — Franck, à Milan, a
observé un grand nombre de femmes, lesquelles réglées de
très-bonne heure ne cessaient d'être menstruées que vers
l'âge de 48 ans, ce qui confirme notre première proposi-
tion.

Dusourd et Puech avaient déjà fait cette remarque, dont
la justesse a été parfaitement établie par les travaux com-
paratifs de L. Meyer, de Berlin, sur le commencement et
la fin de la menstruation chez 722 femmes.

Tourdes et Stœber, dans des recherches concernant la
menstruation dans le département du Bas-Rhin, ont montré que la ménopause était plus tardive à la campagne
qu'à la ville.

Il convient d'attribuer une certaine influence à la race;
ainsi la faculté de reproduction se manifeste plus tôt dans la
race juive, elle s'y éteint aussi bien plus tôt (Lagneau).
Enfin l'*hérédité* jouerait encore un certain rôle dans l'âge
de la cessation (Stoltz).

Nous avons résumé dans le tableau suivant les recherches des auteurs sur l'âge moyen de l'établissement de
la ménopause, et la durée moyenne de la période menstruelle.

NOMBRE DE FEMMES OBSERVÉES.	LOCALITÉS.	AUTEURS.	AGE MOYEN de la CESSATION DES RÈGLES.	DURÉE MOYENNE de la PÉRIODE MENSTRUELLE.
391	Norwége	Faye	48 ans 11 m 26 j.	32 ans 10 m. 13 j.
	Florence	Raffaelo Lévi	46 ans 5 m. 13 j.	31 ans 11 m. 12 j.
108	Sables-d'Olonne	M. Petiteau	46 ans 5 m. 13 j.	31 ans 11 m. 12 j.
500	Londres	J. Tilt	44 a., dodging time 46 ans, cessation définitive. 46 ans, 1/10 âge moyen.	31 ans 9 m. 10 j.
	Varsovie	Lebrun	47 ans.	31 ans 7 m. 9 j.
133	Nées à Paris.	F. Demouy (Salpètrière).	46 ans 3 mois 7 j.	31 ans 8 mois.
222	92 nées ou ayant vécu dans le N. de la France.	Id.	46 ans 3 m. 12 j.	
	130 nées ou ayant vécu dans le C. de la France.	Id.	46 ans 1 m. 22 j.	31 ans 3 m. 12 j.
1586	Manchester	Witsehead	47 ans 6 mois.	
190	Rouen	Leudet	47 ans 4/10 femmes de la classe aisée. 47 ans 9/10 f. de la campagne. 48 ans 7/10 ouvrières.	
	Portugal	Roderic	50 ans.	
	Indes	Cerise	32 ans.	
	Java	Gérard	30 ans.	
	Perse	Gardanne	27 ans.	
132	Madrid et Nord de l'Espagne.	S. Baldor	44 ans.	29 ans 17 jours.
178	Paris	Brierre de Boismont	43 ans 6 m. 17 j.	29 ans 1/10.
110		Raciborski	46 ans, 05.	
60	Lyon	Pétrequin	46 ans 8 mois.	
824	Allemagne centrale	Meyer	47 ans.	
312	Danemark	Hannover	44 ans 8/10.	27 ans 9.
100	Russie	Lieven	45 ans 9/10.	31 ans.
34	Laponie	Vogt	49 ans 4/10.	

Age de la ménopause chez 100 femmes Russes.

Age.	Nombre de Femmes.	Age.	Nombre de Femmes.
40 ans.	6	47 ans.	10
41 —	4	48 —	16
42 —	6	49 —	8
43 —	8	50 —	20
44 —	4	51 —	2
45 —	8	52 —	4
46 —	2	53 —	2

Age de la ménopause chez 190 femmes de Rouen.

Age.	Nombre de Femmes.	Age.	Nombre de Femmes.
De 18 à 20 ans.	1	De 41 à 45 ans.	49
De 25 à 30 —	1	De 46 à 50 —	83
De 31 à 34 —	1	De 51 à 55 —	38
De 35 à 40 —	17		

Age de la ménopause chez 176 femmes de Montpellier.

Age.	Nombre de Femmes.	Age.	Nombre de Femmes.
28 —	1	44 —	12
29 —	1	45 —	25
32 —	1	46 —	7
33 —	2	47 —	11
34 —	5	48 —	9
35 —	3	49 —	10
36 —	2	50 —	20
37 —	3	51 —	6
38 —	6	52 —	11
39 —	4	53 —	3
40 —	10	54 —	1
41 —	4	55 —	1
42 —	11	60 —	1
43 —	6		

Terminons, en indiquant la statistique suivante, empruntée à M. Brierre de Boismont, portant sur 181 femmes de Paris.

Age de la ménopause chez 181 femmes de Paris.

Age.	Nombre de Femmes.	Age.	Nombre de Femmes.
21 ans.	2	43 ans.	4
24 —	1	44 —	13
26 —	1	45 —	13
27 —	1	46 —	9
28 —	1	47 —	13
29 —	1	48 —	8
31 —	3	49 —	7
32 —	2	50 —	12
34 —	4	51 —	4
35 —	6	52 —	8
36 —	7	53 —	2
37 —	4	54 —	5
38 —	7	55 —	2
39 —	1	56 —	2
40 —	18	57 —	2
41 —	10	60 —	1
42 —	7		

D'où Brierre de Boismont conclut que l'âge de la suppression menstruelle est 43 ans, 6 mois, 17 jours.

D'après la statistique de Mauriac (1), la plus récente que nous ayons pu trouver, sur 208 femmes observées, c'est à 45 ans que la ménopause est survenue le plus souvent :

Age.	Nombre de Femmes.	Age.	Nombre de Femmes.
35 ans.	8	46 ans.	18
42 —	10	47 —	19
41 —	11	48 —	20
44 —	13	50 —	24
49 —	17 .	45 —	68

Nous avons dit plus haut que la cessation arrivait plus tardivement dans les climats froids, que dans les pays chauds où elle se montrerait, d'après Courty, vers

(1) C. West. Leçons sur les maladies des femmes, traduction Mauriac, 1870, p. 62. Note du même auteur.

l'âge de 35 ans. Les tableaux suivants que nous emprun-
tons à cet auteur (1) accusent nettement ces différences
remarquables.

206 *Femmes de Nimes.*		391 *Femmes de Norwége.*	
Age.	Nombre de Femmes.	Age.	Nombre de Femmes.
35 ans.	8	31 ans.	1
36 —	1	35 —	1
37 —	4	36 —	1
38 —	4	38 —	1
39 —	4	39 —	1
40 —	5	40 —	9
41 —	11	41 —	3
42 —	10	42 —	6
43 —	8	43 —	5
44 —	13	44 —	9
45 —	18	45 —	8
46 —	19	46 —	22
47 —	15	47 —	27
48 —	20	48 —	47
49 —	17	49 —	68
50 —	24	50 —	74
51 —	8	51 —	32
52 —	7	52 —	38
53 —	6	53 —	22
54 —	4	54 —	5
		55 —	5
		56 —	1
		57 —	1
		58 —	3
		59 —	1

En résumé, on peut dire avec Pétrequin (2) que la cessation arrive de 45 à 50 pour la moitié des femmes, de
40 à 45 pour un quart, de 35 à 40 pour un huitième et de
50 à 55 pour un huitième. Précisant davantage, nous

(1) COURTY. Traité pratique des maladies de l'utérus, etc., 2º édition,
1872, p. 353.
(2) Loc. cit.

adopterons comme terme moyen, pour notre pays, l'âge de
46 ans, 4 mois, 2 jours, qui résulte de la moyenne des
différentes statistiques que nous venons de citer, et, si
nous voulons établir la durée moyenne de la menstruation
dans les différentes contrées de l'Europe, nous dirons
qu'elle oscille entre 29 ans, 17 jours, et 32 ans, 10 mois,
13 jours, ce qui fait un intervalle de 3 ans, 9 mois et 26
jours. L'Espagne et la Norwége se trouvent placées aux
deux extrémités de la série.

Nous croyons qu'il ne sera pas sans intérêt de rapprocher
de l'âge de la ménopause, l'âge moyen de la première apparition des règles à Paris :

Sur 1000 femmes de la campagne, de Soyre, le fixe à	15 ans, 6 mois, 25 jours.
Sur 100 de toutes classes (Aran),	15 ans, 4 mois, 18 jours.
Sur 359 — (Brierre de Boismont),	14 ans, 6 mois, 4 jours.
Sur 200 dans les hôpitaux (Raciborski),	14 ans, 5 mois, 17 jours.

D'après Dubois et Pajot, l'âge moyen pour la France
serait 15 ans, 3 mois, 17 jours (*Traité d'accouchements*,
p. 325). G. Lagneau (*Bull. de Soc. d'Anthrop.*, t. VI, p. 724)
le fixe pour Paris, à 14 ans, 8 mois, 24 jours.

2. *Ménopause tardive.* — On trouve dans les auteurs un
grand nombre de cas de ménopause dépassant de beaucoup
la moyenne de 46 ans et demi que nous venons d'établir.
D'après Webb, qui tient ces renseignements d'un étudiant
en médecine indoux, les femmes ne cesseraient d'être réglées, aux Indes, qu'au delà de 55 ans : sur 13 femmes,
une cessa d'être menstruée à 50 ans, deux à 56 ans, puis
à chacun des âges suivants : 57, 58, 59, 60, 63, 64, 65, 67,
68 ans et enfin une dernière à 80 ans. Chez les musul-
mans, le Coran déclare qu'au delà de 53 ans, la femme
est trop vieille pour avoir des enfants. Les faits de menstruation très-prolongée ne sont pas rares, citons les prin-

cipaux : Meyer (de Berlin), sur 6,000 femmes, a trouvé 107
cas de cessation tardive (1) :

38 femmes	étaient encore réglées à	50 ans.	
18	—	51	—
11	—	53	—
13	—	54	—
5	—	55	—
4	—	56	—
3	—	57	—
3	—	58	—
1	—	59	—
4	—	60	—
4	—	62	—
3	—	64	—

} Femmes de la classe aisée.

Lamotte parle d'une femme qui eut 30 enfants et qui
conserva ses règles jusqu'à 62 ans ; Capuron cite une dame
dont les règles, suspendues depuis plusieurs années, revinrent à 65 ans, et 3 mois après elle faisait une fausse
couche. D'après Auber, deux femmes auraient encore été
réglées, l'une à 68, l'autre à 80 ans. Dans notre pays,
Puech a signalé une femme qui n'avait eu son retour d'âge
qu'à 57 ans et Courty, dont l'autorité ne saurait être con -
testée, connaît une personne qui a vu ses règles à 65 ans
passés.

De même, à la Salpêtrière, Raciborski a vu des pension-
naires avoir encore leur flux menstruel à 56 et à 57 ans.
D'après Cowie (*Union méd.*, 1864, n° 102), la ménopause
n'arrive que de 50 à 51 ans chez les femmes des îles
Shetland. J. Tilt parle de deux dames réglées encore, l'une
à 61 ans, l'autre jusqu'à sa mort, survenue à 84 ans. Mais
il est des faits plus curieux encore : Fabrice de Hil-

(1) Congrès médical internat. Paris, 1867.

den (1) mentionne le cas d'une femme qui cessa de voir à
50 ans, puis ses règles revinrent trois fois de suite au bout
de 10 ans, et séparées chaque fois par des intervalles régu-
liers. Cette femme, qui était d'ailleurs de bonne santé,
vécut plus d'un siècle. Meissner rapporte qu'une dame
ayant eu son premier enfant à 47 ans et le dernier des sept
autres, à 60 ans, vit alors ses règles s'arrêter. Cinq ans
après, la menstruation réapparut et dura jusqu'à 98 ans,
elle cessa de nouveau pour reparaître ensuite à 104 ans !
Saxonia, cité par Tilt (2), signale une religieuse qui eut
sa cessation à l'époque habituelle. A 100 ans, les menstrues
revinrent et durèrent jusqu'à 103 ans, époque où elle mourut. Duperron (3) a rapporté un cas de menstruation à 91
ans. Nous n'insisterons pas sur ce point et nous renverrons
le lecteur à un ouvrage où sont relatés quelques faits de ce
genre, mais déjà bien anciens, et manquant pour la plupart de rigueur scientifique (4).

Que doit-on penser de ces derniers faits de ménopause
tardive? On doit être fort circonspect pour répondre à une
pareille question; déjà, depuis longtemps, Haller (5) qui
connaissait des cas analogues, n'hésite pas à regarder ces
écoulements menstruels persistants comme symptomatiques, pour la plupart, d'affections organiques de l'utérus
survenues après la ménopause ou tout au moins ne se
manifestant pour la première fois que vers cette époque.
On ne doit, à mon sens, accepter ces faits qu'avec la plus
grande réserve ; combien de fois ne voit-on pas, en effet,

(1) FABRICE DE HILDEN. Obs. chirurgicæ. Genève, 1679. — Obs. L,
2e centurie.

(2) Loc. cit., p. 25.

(3) Mém. Académie des sciences. 1768. On trouvera dans le même recueil, l'observation d'une femme encore régulièrement menstruée à
106 ans !

(4) SCHURIG. Parthenologia. Dresde, 1790.

(5) Elém. physiologiæ. T. VII, liv. XXVIII, p. 142. Lausanne, 1766.

ces pertes utérines, ces retours de règles, signes trompeurs d'une prétendue seconde jeunesse, n'être que le prélude d'affections organiques graves de la matrice et surtout du cancer? Néanmoins, tout en faisant nos réserves, il existe des faits de menstruation prolongée, qui, vu la compétence et l'autorité des auteurs qui les rapportent, doivent être acceptés sans conteste. Ici se place une question importantante : le retard de la cessation des règles est-il lié à la persistance d'un travail ovarique, l'acte le plus essentiel de la véritable menstruation? Ce problème, soulevé par Scanzoni (1) peut être interprété de deux façons.

Il est certain que « parmi les femmes qui prétendent avoir été réglées jusqu'à 55 ou 60 ans et même au delà de ce terme, il y en a probablement un certain nombre qui vers la fin n'avaient eu que des hémorrhagies sexuelles indépendantes de l'ovulation. Une longue habitude a pu conserver à ces pertes de sang le type mensuel, mais on aurait tort de les confondre avec la menstruation proprement dite (2). » Il s'agirait, à ce titre, dans un certain nombre de cas, d'hémorrhagies plus ou moins périodiques mais dépourvues du caractère essentiel de la menstruation. Au contraire, on admettra que cet écoulement sanguin a le caractère des véritables règles quand il se manifestera mensuellement avec ses caractères habituels de *qualité*, de *quantité* et de *régularité*. Dans des cas semblables l'hémorrhagie loin d'assombrir le pronostic, dénotera au contraire une constitution vigoureuse, et il y a lieu d'admettre qu'elle s'accompagne alors de la continuation des fonctions ovariennes, ainsi que nous le montrent les faits qui suivent.

(1) Scanzoni. Traité pratique des maladies des organes sexuels de la femme. Paris, 1858, p. 273.
(2) Racinofski. Loc. cit, p. 253.

3. *Influence sur la fécondité.* — Il est accepté de tout le monde que la femme, parvenue à l'âge critique, c'est-à-dire privée de la menstruation, cette garantie par excellence de la fécondité, n'est plus apte à concevoir. C'est la loi générale, et les faits contradictoires que nous allons relater, sont en petit nombre, et ne font que la confirmer. Dans les temps anciens, au dire de Pline, Cornélie serait accouchée de Valerius Saturnius à l'âge de 70 ans. Haller fait mention de grossesses survenues l'une à 63, l'autre à 70 ans; dans sa propre famille, une de ses parentes donna naissance à deux enfants après avoir accompli sa cinquantième année. Pearson, chez une femme qui avait eu déjà 10 enfants, a vu survenir une dernière grossesse, 18 mois après la ménopause. Un fait plus curieux est le suivant, dû à Davies : une dame encore réglée à 53 ans acccoucha heureusement, mais à partir de cet âge les règles disparurent à tout jamais, ce qui n'empêcha pas une dernière grossesse de survenir deux ans après. Robertson cite 3 femmes ayant eu des enfants, l'une à 50 ans, l'autre à 51, et la troisième à 53 ans. D'après Tilt, dans l'espace de quatre années, à Londres, il y eut 7022 accouchements chez des femmes de 45 à 50 ans, et 167 au delà de 50 ans.

Puech a rapporté l'histoire d'une dame qui, restée pendant 6 ans, de 40 à 46, privée d'écoulement menstruel, vit ses règles revenir pendant un an et disparaître définitivement à la suite d'une dernière grossesse. On trouve dans le *compte-rendu de la Société de médecine de Nancy* pour l'année 1861, deux observations analogues, dues à MM. Lemoine et Renaudin (1), des plus intéressantes. Dans le premier cas, il s'agit d'une grossesse survenue à 46 ans chez une dame privée de ses règles depuis 3 ans, terminée au 182ᵉ jour par la naissance d'une petite fille

(1) Pages 65 et 66.

qui vécut 5 jours. La seconde observation est celle d'une dame accouchée à 61 ans d'un enfant qui vit encore ; elle avait perdu ses règles depuis plus de 10 ans ! Dans quelques cas, la chose est plus étonnante encore : des femmes réglées et mariées depuis fort longtemps, n'ont eu leur première grossesse qu'aux approches du temps habituel de la ménopause, ainsi Bernstein cite le cas d'une femme réglée à 20 ans, qui eut un premier enfant à 47 et le second à 67 ans ; Till connaît une dame, mariée à 18 ans, qui ne devint enceinte qu'à 48 ans. Enfin, pour notre part, nous avons pu voir un cas de grossesse quelques années même après l'époque normale de la cessation : c'était une femme de 51 ans, très-vigoureuse, qui se présenta en 1875 à l'hôpital de la Pitié pour y accoucher d'un quatrième enfant. Elle affirmait n'avoir pas eu ses règles depuis plus de 3 ans. Nous ne voulons pas insister davantage sur ces faits très-nombreux, et nous dirons, pour nous résumer, que la fécondité est *possible* au moment de la ménopause. Les observations que nous venons de rapporter, et d'autres analogues qu'on trouverait sans doute dans d'autres auteurs, en sont la preuve manifeste ; elles démontrent également que le phénomène de l'ovulation n'est pas lié d'une façon absolue à celui de l'écoulement cataménial. Les cas assez fréquents de grossesse pendant la lactation, sont également une preuve à l'appui de cette manière de voir. Pour les femmes parvenues au moment de la cessation, il semble qu'il y ait dans l'altération profonde qui se manifeste dans les ovaires, une difficulté de plus pour la résolution du problème, mais si l'on veut bien se rappeler que ces organes sont doubles, qu'ils peuvent se suppléer l'un l'autre, qu'il est rare que les lésions soient également au même degré dans chacun d'eux, et qu'enfin ce n'est le plus habituellement que dans l'âge sénile que la désorganisation des ovaires est complète, on comprendra la possibilité de la fécondation au moment de l'âge critique. Pour que la conception puisse avoir lieu, il suffit, avait dit Morgagni (1), que l'un des ovaires soit sain dans une petite partie aussi peu considérable que celle qui appartient à une vésicule.

Nous avons omis, à dessein, de parler de certains cas de grossesse chez des femmes de 45 à 46 ans, sujettes encore à des écoulements sanguins, irréguliers, il est vrai. Tilt et quelques auteurs les considèrent comme des cas de fécondité à la ménopause. Nous ne croyons pas qu'on puisse accepter cette manière de voir. La fécondité est possible tant que le flux menstruel apparaît, quoiqu'irrégulièrement ; c'est pourquoi dans des faits de ce genre, tout en tenant compte de l'âge et de la fin prochaine de l'activité génitale, la fécondité peut s'expliquer aussi bien que les femmes adultes atteintes de dysménorrhée.

4. *Ménopause précoce.* — Chez quelques femmes, la cessation définitive des règles peut commencer bien avant la période accoutumée. Dans certaines contrées, d'après le tableau que nous avons cité plus haut, on peut voir ce phénomène se produire normalement à 27 ans (Gardanne, Perse) ; à 30 ans (Java) ; aux Indes à 32 ans. Tilt l'a vu à 33, à 34, 37 ans, etc. Courty a connu une femme dont les règles apparues à 17 ans seulement, ont disparu sans retour à l'âge de 28 ans. On trouve dans les *Ephémérides des curieux de la nature*, le cas d'une jeune femme dont les règles cessèrent à 24 ans. Il faut distinguer de ces faits de ménopause prématurée, certains cas assez nombreux de suppression des règles consécutives au traumatisme, à la saignée, à une chute sur le sacrum pendant la période cataméniale, au refroidissement général, à la fièvre typhoïde, au choléra (Courty), aux affections utérines

(1) MORGAGNI. De sedibus et causis morb. Epist. 46. 1762.

précoces, ou sous l'influence d'un état constitutionnel, chlorose, cachexies, etc. Ces faits doivent être regardés moins comme des cas de ménopause précoce que d'*aménorrhée symptomatique*.

5. *Symptômes généraux de la ménopause*. — En général, la ménopause ne survient pas d'une façon brusque : le plus souvent elle s'annonce au début par des *irrégularités* insolites dans la menstruation. Celles-ci peuvent se déclarer plusieurs mois, un an, et même quelquefois plusieurs années avant la suppression définitive. Tantôt les règles n'ont pas paru depuis plusieurs mois, et reviennent un jour inopinément sous forme d'une métrorrhagie qui peut être très-abondante et persister pendant plusieurs jours. Tantôt, au contraire, le flux menstruel se montre plusieurs fois dans un mois, mais le sang n'a pas ses qualités habituelles. Il est pâle, plus séreux que de coutume, et mélangé de sécrétions vaginales, parfois il contient quelques gros caillots mous et noirâtres qui semblent simplement en suspens dans la portion aqueuse. Assez souvent il persiste après la disparition totale du fluide sanguin, des écoulements glaireux, leucorrhéiques. En même temps les femmes éprouvent de temps à autre des pesanteurs dans les lombes, les cuisses, les hypochondres et toute la région utérine, des sensations de chaleur et de prurit à la vulve, signes évidents de congestions passagères des organes contenus dans le bassin. Ces divers accidents peuvent quelquefois revêtir le caractère périodique, Cabanis et Brierre de Boismont ont signalé des pesanteurs utérines, des coliques vives survenant régulièrement aux époques menstruelles pendant plusieurs années après la ménopause. Les hémorrhoïdes si fréquentes également à l'âge critique, peuvent aussi devenir fluentes à certaines périodes régulières. On observe également des signes de congestion vers

la tête, le poumon, le foie. l'estomac. se manifestant par des bouffées de chaleur au visage. des épistaxis. des bourdonnements d'oreille. des crachements de sang. des hématémèses. enfin du gonflement du foie avec ictère qui produit cet état bilieux persistant. qu'il est si fréquent de rencontrer à l'âge de la cessation. Il est dû. ainsi que nous l'avons dit dans le chapitre précédent. à l'engorgement de tout le système de la veine porte. Ce sont encore des troubles digestifs variés : des vomissements aqueux. de la gastralgie. des aigreurs d'estomac. de la dyspepsie gastro-intestinale. de la tympanite. de la constipation ou de la diarrhée qu'on a vu également survenir à époques fixes. Dusourd (Traité de la menstruation 1857 a observé trois femmes. chez lesquelles les règles supprimées de bonne heure étaient remplacées chaque mois par une diarrhée abondante. Mais les troubles les plus fréquents appartiennent au domaine du système nerveux : ce qu'on observe surtout ce sont des névropathies mal caractérisées, essentiellement variables et fugaces. mais qu'on peut faire rentrer pour la plupart dans les manifestations de l'hystérie. Telles sont : les douleurs fixes à l'épigastre. l'œsophagisme, les palpitations cardiaques. les pulsations artérielles. les accès passagers de dyspnée, les envies. les sensations bizarres. Notons encore des vertiges. des insomnies avec maux de tête fréquents, des migraines que Monneret et Fleury regardent comme signe pathognomonique d'une affection utérine. quand elles se montrent fréquemment au retour d'âge? On a observé également des névralgies. des points douloureux. des sensations de froid. de fourmillements. d'engourdissements dans les membres inférieurs. etc. Cet état nerveux est le fait prédominant de l'âge climatérique, et Tilt. sur 500 femmes parvenues à la cessation. en a trouvé 459 atteintes de ce nervosisme complexe. d'un pronostic en général bénin. Mais les troubles nerveux qu'on observe à la ménopause ne sont pas toujours aussi simples, des névroses graves, l'épilepsie, l'hystérie, la chorée? (Puyo) sont influencées d'une façon certaine par l'âge critique ; si dans quelques cas il a paru les guérir ou tout au moins les améliorer, dans d'autres observations très-nettes, il semble les avoir provoquées chez des malades, d'ailleurs vraisemblablement prédisposées. Il en est de même de la folie sous toutes ses formes, principalement la lypémanie, sur laquelle la menstruation a une influence si remarquable. Nous signalerons encore des accidents plus graves encore, tels que des hémiplégies, parésie des membres inférieurs, paraplégie véritable et persistante. Nous reviendrons d'ailleurs sur ce sujet qui mérite de fixer toute l'attention. Le moral et les facultés affectives de la femme ne sont pas moins troublés que le reste de l'économie : elle est triste, inquiète, très-soucieuse de son état qu'elle croit souvent être l'indice de maladies graves ou même d'une fin prochaine. Quelques-unes tourmentées par une excitation génitale inaccoutumée, ne peuvent résister à leur passion, et commettent les actes les plus blâmables (Louyer-Villermay, Gueneau de Mussy), d'autres, jusqu'alors d'une conduite exemplaire, s'adonnent sans frein à l'ivresse, ainsi qu'Esquirol en a rapporté un si curieux exemple; d'autres enfin se livrent tout entières à des pratiques d'une piété exagérée. Chez un grand nombre, hâtons-nous de le dire, après quelques vicissitudes d'une durée variable et alors qu'aucune affection organique ne menace la santé, le caractère de la femme devient plus sérieux, et se préoccupe moins de choses futiles. Dans cette vie nouvelle qui commence, la femme perd peu à peu toutes les attributions de son sexe ; elle se rapproche davantage de l'habitus de l'homme, et pourrait dire avec Mme du Deffant, en parlant du passé : « Autrefois quand j'étais femme ! »

L'âge de retour provoque un changement notable dans l'état physique des femmes : il y a une tendance à l'accumulation de graisse dans les tissus, l'obésité est très-fréquente. C'est dans ces conditions que les femmes sujettes à ces douleurs lombaires et à ces malaises vagues dans l'intérieur du bassin dont nous avons parlé, attribuent quelquefois ces troubles à l'existence d'une grossesse. La crainte qu'elles ont généralement d'être enceintes ne fait que confirmer l'illusion en altérant leur jugement et en favorisant en elles l'apparition de sensations analogues à celles qui accompagnent la gestation. « Les règles se suppriment définitivement, l'abdomen se développe, soit par le fait d'un léger météorisme, soit par l'accumulation de graisse dans ses parois ; un flux leucorrhéique s'établit avec des démangeaisons aux parties génitales ; les seins grossissent, deviennent le siége de fourmillements et fournissent à la pression un peu de sérosité lactescente ; les contractions intestinales ou celles des muscles abdominaux provoquent des mouvements intérieurs que la femme prend pour ceux d'un enfant ; bref, il n'est pas jusqu'aux perversions de l'appétit, aux changements dans le caractère et dans les dispositions morales, qui ne simulent les phénomènes de la grossesse (1). » Il faut souvent attendre quelques mois, un an même pour voir disparaître ces sensations bizarres et avec elles, l'attente redoutée d'une grossesse.

Alexandre Hamilton (2) rapporte une observation très-curieuse de cette *pseudo-grossesse* à la ménopause : la personne « me fit, dit-il, une description si exacte de l'apparence et de la succession régulière des différents

(1) DEPAUL et GUÉNIOT. Dict. encyclopédique. Article Menstruation. p. 714, t. VI, 2ᵉ série.

(2) AL. HAMILTON. Traité des maladies des femmes et des enfants, 1798. obs. VI, p. 129.

symptômes de la grossesse que si elle avait été plus jeune
de quelques années, je n'aurais pas hésité à me prononc-
cer. » Et comme ce médecin élevait quelques doutes sur
la possibilité du fait, « elle fit aussitôt jaillir de son sein
un fluide semblable au lait. Cette dame, d'ailleurs, n'était
pas grosse..... »

On peut encore, au moment de la cessation, observer un
grand nombre d'affections organiques de la matrice et de
ses annexes, soit que ces altérations datent réellement de
l'époque de la suppression des règles, soit qu'elles existent
depuis plus longtemps et qu'elles ne commencent à occa-
sionner des troubles qu'à partir de la ménopause : tels
sont les cancers, polypes, tumeurs fibreuses, altérations de
l'ovaire, etc., qui entrent pour une part considérable dans
le cadre pathologique de la femme. Les diverses affections
du sein et de la glande mammaire sont encore fréquentes
à cet âge. Outre l'hypertrophie simple, les lipomes, les
tumeurs adénoïdes, les cancers, on a signalé aussi (Ambr.
Paré, Tilt, etc.) des gonflements douloureux avec hémorrhagies par le mamelon.

Du côté de la peau, les troubles morbides ne sont pas
moins fréquents : les sueurs profuses généralisées ou localisées à certaines parties du corps sont des accidents,
pour ainsi dire habituels, de l'âge critique, l'érysipèle
(Chomel, Gendrin), l'eczéma (Erasmus Wilson), le prurigo,
l'éruption abondante de furoncles, etc., sont choses connues
de tous les médecins. Il en est de même de la couperose,
de l'urticaire, de l'acné, qui augmente au moment de la
ménopause (Hardy). Alibert a vu les mêmes affections
cutanées, apparaître seulement deux fois dans la vie : la
première fois, avant l'instauration ; la seconde, après l'arrêt définitif des règles. Enfin il n'est pas jusqu'aux manifestations cutanées de la scrofule, qu'on puisse observer à
cet âge (Bazin). Certaines diathèses (goutte, rhumtisme,

tuberculose) ont été également modifiées dans des sens divers ; enfin, des troubles sérieux de certains o ganes des sens (vue, ouïe, etc) ont été signalés à cette période de la vie de la femme. Il ne faudrait pas croire que ces divers accidents, qui ont une durée moyenne de deux ans, surviennent toujours dès les premiers temps de la suppression menstruelle ; s'il en est ainsi dans la grande majorité des cas, on connaît néanmoins quelques exemples où les troubles ne se sont manifestés que longtemps après : Brierre de Boismont rapporte qu'une dame qui avait cessé de voir à 42 ans et qui pendant 8 ans n'avait pas eu le moindre malaise, fut prise brusquement, sans cause aucune, d'une métrorrhagie qui dura plus de 24 heures, à la suite de laquelle l'état de santé revint et persista. Le même auteur signale des accidents ne venant que neuf et même vingt années après la cessation ! Il nous semble dans ces derniers cas, que c'est aller beaucoup trop loin : *a priori*, il est difficile de rapporter à la ménopause des accidents qui n'arrivent que vingt années après, alors que dans l'intervalle la santé est restée parfaite. Nous signalerons encore, pour être complet, certaines affections qui ont été observées, quoique plus rarement, à l'époque qui nous occupe. Breschet parle d'une ascite qui arriva chez une femme de 55 ans, elle souffrait depuis l'âge de 44 ans, des mille indispositions de l'âge critique : bouffées de chaleur, vertiges, maux de tête, etc. A la suite d'une violente colère, il se produisit un épanchement ascitique abondant avec fièvre ! Le manque de netteté de cette observation fait qu'on ne doit pas y attacher grande valeur ; il ne serait pas impossible cependant, que par suite de l'état pléthorique général, dont cette femme avait à souffrir, il se fût produit un engorgement considérable du système porte, capable à un moment donné d'engendrer une hydropisie du péritoine. La guérison (au 12e jour) de l'épanchement après l'application de 18 sangsues à l'anus viendrait à l'appui de notre explication. Tilt a vu trois cas d'*hypertrophie du corps thyroïde* au moment de la ménopause, la glande était arrivée à tripler de volume.

En résumé, toutes les modifications qui surviennent dans l'organisme au moment de la ménopause, engendrent des accidents divers que l'on peut classer en deux groupes :

1. Pléthore sanguine. { Phénomènes congestifs. Hémorrhagies.

2. Pléthore nerveuse. { Ensemble de troubles protéiformes du système nerveux. — *Nervosisme* de Bouchut.

Quelquefois les accidents du second groupe résultent indirectement du premier ; par exemple, lorsque des hémorrhagies abondantes et répétées ont anémié profondément l'organisme de la femme, celle-ci se trouve, par cela même, plus exposée à toutes les perturbations nerveuses. Il y a déjà longtemps que Landry (1) avait signalé la fréquence de cette anémie avec ses bruits cardiovasculaires dans les troubles du système nerveux. Ce qu'il importe de retenir au point de vue clinique, c'est que chez le plus grand nombre des femmes, les divers troubles morbides qui accompagnent la cessation définitive de la menstruation, tiennent à la fois des effets de la pléthore et de la surcharge nerveuse.

Quelques observations feront mieux comprendre cet état pathologique.

(1) LANDRY. Recherches sur les causes et indications curatives des maladies nerveuses. *Moniteur des hôpitaux*, 1855.

Observation I.

Troubles complexes de la ménopause (très-résumée). — Pinel.
Nosographie philosophique, 1813, 5e éd., t. II, p. 647.

Femme de 46 ans, tempérament lymphatique, premières règles à
l'âge de 9 ans. Depuis cette époque, toujours maladive et nerveuse
jusque vers l'âge de 20 ans, où les règles s'établirent régulièrement.
Trois grossesses, sans accident, sauf la dernière pendant laquelle il y
eut des vomissements de sang. Sa menstruation a été profondément
troublée par sa réclusion et celle de son mari pendant la Révolution :
tendance à l'obésité ; migraines fréquentes, syncopes, douleurs hypogastriques, dans le haut des cuisses et dans les lombes : constipation, dysurie ; la malade, qui avait l'habitude de se faire saigner, surtout pendant ses grossesses, et en avait depuis perdu l'habitude, fut
saignée et en éprouva un grand soulagement... L'année suivante, nouveaux accidents de pléthore, en outre rêves sinistres, insomnie, chaleur brûlante par bouffées, assoupissement après le souper, sueurs...
Plus tard, une apparence de grossesse se manifesta, avec écoulement
blanc ; nouvelle saignée. Plus tard, survint sur le dos une éruption
de furoncles abondante et douloureuse. L'année suivante, menace
d'hydropisie avec œdème des membres inférieurs. Nouvelle saignée
suivie de soulagement. Malgré cela, pesanteurs de tête, migraines :
le flux menstruel ne revient plus, mais l'écoulement blanchâtre con-
tinue.

Ce qui dominait évidemment chez cette malade, c'était
la pléthore sanguine soulagée chaque fois par des saignées
répétées, mais insuffisantes, pour la faire disparaître entièrement. Nous relevons encore dans son histoire des signes
de pseudo-grossesse et une éruption de furoncles dont nous
avons signalé la fréquence. Des faits analogues combinés avec
des troubles variés du système nerveux, se trouvent dans
l'histoire de la malade qui va suivre. Nous avons observé
cette femme avec soin, à l'hôpital de la Pitié, dans le service de notre excellent maître, M. le docteur Desnos.

OBSERVATION II (Personnelle).

Accidents variés de la ménopause. — Phénomènes congestifs : épistaxis, hémoptysies, entérorrhagies. — Troubles nerveux : palpitations, syncopes, douleurs névralgiques, etc. — Sueurs profuses. — Eruption de furoncles. — Dyspepsie. — Troubles des organes des sens, etc.

La nommée A... (Françoise-Joséphine), âgée de 51 ans, couturière, entre le 8 juillet 1875, salle Sainte-Geneviève, n° 14, hôpital de la Pitié, service de M. le Dr Desnos. La malade a été réglée vers l'âge de 15 ans et demi, mais au début la fonction a été difficile et irrégulière, elle s'accompagnait de vives douleurs dans les reins et dans le ventre. Depuis cette époque, la malade est restée nerveuse et impressionnable, quelques manifestations hystériques : œsophagisme, pleurs ou rire faciles et sans raison, quelquefois, mais rarement, syncopes avec perte de connaissance.

Ces accidents étaient plus marqués aux époques menstruelles.

Vers l'âge de 18 ans, la menstruation est devenue régulière et elle est restée telle jusqu'en 1870. L'écoulement durait trois à quatre jours, et était suivi, chaque fois, de leucorrhée qui persistait pendant une semaine environ. La malade a eu deux enfants, le dernier il y a plus de quinze ans ; les accouchements et les suites n'ont donné lieu à aucun incident. Depuis cinq ans environ les règles sont devenues irrégulières. Elle est restée onze mois sans voir paraître le moindre écoulement.

En 1871, à quatre mois d'intervalle, elle eut deux hémoptysies abondantes, dont l'une survint brusquement dans le milieu de la nuit. Depuis cette époque, jamais de crachements de sang.

Vers la fin de 1870, c'est-à-dire depuis les troubles et les intermittences de la menstruation, elle est sujette à des accidents divers : Fréquemment, au milieu de son travail, il lui arrive des bouffées de chaleur à la face, avec rougeur intense des pommettes. D'autres fois ces sensations de chaleur s'étendent aux cuisses, ou entourent la taille comme une ceinture. En même temps elle se plaint de lassitude, de douleurs vagues dans les lombes, et de coliques fréquentes. La constipation est habituelle. Elle se plaint aussi de vertiges, de bourdonnement d'oreille, il lui semble qu'elle est devenue un peu sourde et que sa vue s'affaiblit beaucoup. Les nuits sont souvent sans sommeil, rêves pénibles. Céphalalgie presque permanente. Depuis quelques années, elle saigne quelquefois du nez et nous déclare que pendant sa jeunesse, pareille chose ne lui était jamais arrivée. La malade est sans cesse fatiguée, elle redoute la marche. Ses occupations sont très-sédentaires, elle travaille à la couture et reste près de dix heures constamment assise.

Depuis six mois les digestions sont pénibles : aussitôt après l'ingestion des aliments, l'épigastre et le ventre se gonflent. Elle a fréquemment des renvois acides, et depuis une quinzaine de jours un peu de gastralgie. Habituellement elle a peu d'appétit, la langue pâteuse, et souvent le matin, bien que n'ayant aucune habitude alcoolique, elle rend quelques glaires tintées de bile. Depuis la même époque, elle est sujette ou des palpitations de cœur, à des sensations douloureuses à l'épigastre.

La malade a pris l'habitude, depuis ses malaises, de se purger fréquemment avec de l'eau de Sedlitz qu'elle mêlait avec une infusion de racine de guimauve et de chiendent. Elle avait ainsi des selles répétées, 5 ou 6 dans les vingt-quatre heures, et prétend qu'elle se sentait très-soulagée.

Le 28 et le 29 juin, après être restée cinq jours sans aller à la selle, elle eut une hémorrhagie abondante par le rectum. Le sang était noir comme du marc de café. Ce mélœna revint au bout de quatre jours, la malade en rendit plus d'un vase de nuit. Les jours qui suivirent, elle ressentit une vive chaleur avec prurit autour de l'anus. Ces pertes sanglantes l'ont tellement affaiblie qu'elle a dû cesser tout travail et garder le lit pendant quelques jours. Au commencement du mois, elle avait beaucoup souffert d'une éruption de furoncles aux fesses et à la nuque.

A son entrée, la malade est très-affaiblie ; pâleur de la peau, muqueuses décolorées ; grande lassitude ; elle se plaint de céphalalgie vive, d'insomnie, de douleurs vagues dans les épaules et les genoux et d'une faiblesse extrême dans les jambes. Quelquefois, la nuit, elle est réveillée par des soubresauts de tendons, et très-souvent quand elle se réveille elle est couverte de sueurs à la tête, au devant de la poitrine et dans la paume des mains. Elle accuse des douleurs au niveau des dernières vertèbres dorsales, et sur le trajet des nerfs lombaires gauches. Gastralgie assez vive et anorexie. Pas de fièvre. Rien à l'auscultation du cœur, des poumons et des vaisseaux du cou. Toucher vaginal négatif. Pas de traces d'hémorrhoïdes. Constipation.

Traitement : Un verre de Sedlitz.

Chaque jour, avant le repas, prendre en deux fois :

Magnésie,	2 grammes.
S. n. Bismuth,	1 —
Opium brut,	0,025 millig.
Elixir de pepsine.	

15 juillet. Les digestions sont meilleures ; mais toujours pas de sommeil, inquiétudes sur son état ; les entérorrhagies ne se sont pas reproduites.

Sous-carbonate de fer.	0,20 centig.

Transpirations abondantes.

Le 17. Sensations de fourmillements et de pesanteur dans les membres inférieurs. Peu d'appétit.

Le 18. La malade, qui transpire très-abondamment, s'est refroidie et a pris un peu de bronchite.

Julep gommeux,	100 grammes.
Sirop thébaïque,	30 grammes.

Le 27. Ne tousse plus ; les sueurs persistent.

2 pilules de Tannin,	0,10.

5 août. Un peu d'amélioration ; un peu de sommeil, les forces reviennent. La malade demande sa sortie, et quitte l'hôpital très-sensiblement améliorée.

Il serait difficile de trouver, je crois, un exemple plus complet des différents troubles qu'on rencontre à l'âge de la cessation. Ces deux cas suffiront pour en donner une idée, et nous n'insisterons pas plus longtemps sur ce sujet. Il n'est pas sans intérêt de remarquer que les accidents de l'âge du retour ont une grande analogie avec les malaises qu'on observe chez les jeunes filles, au moment de l'instauration des règles. Un grand nombre de symptômes leur sont communs, tels sont par exemple les douleurs lombo-abdominales, la leucorrhée, les palpitations, bouffées de chaleur, migraines, etc. ; les épistaxis, les affections cutanées, les sensations de gonflement et de picotement dans les seins, les changements dans le caractère, caprices, tristesse, etc., etc., se rencontrent à peu près aussi fréquemment dans les deux âges.

6. *Etiologie des accidents de la ménopause.* — Peu de femmes arrivent à la cessation sans éprouver des malaises divers; pour les unes (la grande majorité), les accidents de la ménopause n'ont aucune gravité, pour d'autres, en petit nombre, ils ont été fort sérieux. Outre la prédisposition individuelle, il existe un certain nombre de causes qui favorisent l'explosion de ces accidents, tels sont avant tout les accouchements laborieux et répétés, ainsi que les avortements; notons ensuite l'irrégularité habituelle des menstrues; la misère, la cachexie, toutes les causes débilitantes ont une influence pathogénique bien déterminée. Celle des affections utérines est plus contestable. Dans un autre ordre, les veilles prolongées, les fatigues, le défaut d'exercice paraissent avoir également une action prédisposante; on a cité à la fois l'abus du coït et le célibat, la suppression brusque d'une hémorrhagie, l'action du froid et des purgatifs drastiques. Quant à l'état nerveux antérieur, son influence est indiscutable. Quoi qu'il en soit, les femmes qui ont vécu suivant la loi naturelle, qui ont été mères de famille et ont mené une vie active et laborieuse, passent en général l'âge critique sans danger. Bien plus, quelques-unes, affaiblies par les évacuations mensuelles, paraissent reprendre une nouvelle vigueur après la cessation des règles. Il semble en général que les femmes des campagnes, soumises à un travail régulier, et habituées à la sobriété, sont moins sujettes aux troubles ménopausiques que les femmes des villes, dont l'existence moins régulière est exposée aux fatigues de tout genre.

Nous terminerons ce chapitre par un tableau emprunté à Tilt (loc. cit., p. 89) où cet auteur a résumé par des chiffres, la fréquence des affections diverses au moment de la ménopause.

Barié.   5

Maladies du système nerveux ganglionnaire	406 cas.
— — cérébro-spinal	1272 —
— des organes reproducteurs	463 —
Affections gastro-intestinales	354 —
Maladies de la peau	705 —
Troubles variés (affections diverses)	43 —

Après ce coup d'œil général sur l'ensemble symptomatique des accidents de la ménopause, nous allons maintenant reprendre les plus importants d'entre eux et chercher quel est, dans leur production, le rôle exact de l'âge critique.

Ce travail sera divisé en trois parties :

A. — Dans la première, nous étudierons, sous le nom de *maladies locales*, les affections des organes qui ont un rapport immédiat avec la menstruation : utérus, ovaires.

B. — La seconde, *maladies générales*, sera consacrée à tous les accidents et troubles divers, en dehors des organes générateurs : troubles digestifs, maladies de la peau, maladies du système nerveux, etc. Nous insisterons particulièrement sur ce dernier groupe.

C. — Enfin, dans la trosième partie, nous étudierons l'*influence de la ménopause sur les diathèses.*

A. — *Maladies locales.*

§ 1° *Affections utérines.*

1° *Congestions ou inflammations.* — a. *Métrorrhagie.* — La métrorrhagie est peut-être l'accident le plus habituel de l'âge critique : sur 141 femmes parvenues à cette période de la vie, Brierre de Boismont l'a observée 57 fois (1). Ces hémorrhagies, d'autant plus fréquentes que les femmes

(1) Loc. cit., p. 223.

avaient des règles plus abondantes, peuvent arriver subitement alors que les menstrues ne s'étaient point montrées depuis plusieurs mois, ou bien elles peuvent être précédées d'écoulements irréguliers.

Courty (*loc. cit.* p. 474), qui admet leur extrême fréquence, dit qu'elles « peuvent éclater tout à coup au milieu de la plus brillante santé et marquer le terme de la menstruation, ou bien se reproduire à diverses époques, seules, ou alternant avec des pertes blanches sans qu'il existe pour cela de lésion organique de l'utérus. » Chez certaines femmes, la ménopause s'annonce par une métrorrhagie terminale, chez d'autres, par une suite répétée de pertes plus ou moins abondantes. Sur 500 femmes ménopausiques, Tilt a observé 82 fois une métrorrhagie finale, et 56 fois une série successive de pertes utérines. Celles-ci, dans quelques cas, ont pu persister, d'après Brierre de Boismont, pendant dix ou quinze ans, en l'absence de toute lésion utérine. Il ajoute même que, dans ces cas, « les femmes sont souvent peu affaiblies par ces pertes de sang. »

Cette conclusion, dont nous laissons toute la responsabilité à son auteur, nous semble peu admissible ; ces hémorrhagies répétées ne peuvent que troubler l'organisme de la femme et l'amener à un état cachectique. C'est à elles qu'il faut rapporter, le plus souvent, cet état chlorotique particulier propre à certaines femmes ménopausiques.

S'il faut en croire Joseph Franck, l'arrêt subit de la métrorrhagie, au moment de la ménopause, par des moyens inopportuns, aurait amené l'apoplexie. J. Tilt en aurait observé deux cas, dans des circonstances analogues. Avant qu'on se soit rendu compte de la physiologie pathologique de ces hémorrhagies, on était généralement tenté de les rapporter à des lésions graves de l'utérus. Mauriceau pensait qu'au moment de la cessation, toute perte utérine était symptomatique du cancer de la matrice. Astruc, Gardanne, et d'autres, la mettaient sur le compte de l'ulcération du col. Plus près de nous, Simpson pense qu'elle peut être produite par un développement anormal des papilles de la membrane interne de l'utérus, qui forment une boursoufflure d'où le sang s'échappe plus ou moins abondamment. On a encore signalé la dilatation variqueuse des vaisseaux du col. Toutes ces causes peuvent, sans doute, avoir engendré une perte sanguine, mais ce ne sont avant tout que des causes exceptionnelles. Il faut le déclarer, l'étiologie des métrorrhagies de la ménopause n'est pas toujours chose aisée à établir ; on peut dire avec Aran (1) : « Il est difficile de comprendre comment une fonction qui se termine acquiert une nouvelle activité au moment de cesser définitivement, de même que la lampe jette une dernière clarté avant de s'éteindre. Toujours est-il que l'on rencontre beaucoup de cas de ce genre et que nombre d'hémorrhagies graves n'ont pas d'autre point de départ que la congestion exagérée de la ménopause. » Il est nécessaire, si l'on veut se rendre compte des différents mécanismes de ces métrorrhagies, de distinguer celles qui arrivent dans les premiers mois de la cessation, de celles qui surviennent beaucoup plus tard. Si l'on se rappelle que dans les ovaires de femmes mortes peu de temps après la ménopause, il est possible de trouver dans leur parenchyme atrophié encore quelques follicules de Graaf intacts, on comprendra que, dans les hémorrhagies de notre premier groupe, quelques-unes sont encore provoquées par une ovulation, incomplète il est vrai. Ces vésicules peuvent parvenir à une maturité parfaite, mais leur développement ne s'effectue qu'avec lenteur ; « son influence est insuffi·sante pour provoquer une congestion utérine suivie d'écou-

(1) ARAN. Leçons cliniques sur les maladies de l'utérus et de ses annexes, 1860.

lement sanguin, mais peut exciter sympathiquement une fluxion assez notable de l'appareil génital qui se manifeste par un sentiment de gonflement et de pesanteur dans la région pelvienne, des douleurs lombaires auxquelles succèdent de l'oppression et de la dyspnée, C'est à cet état de pléthore des organes du bassin, état qui n'a pu se dissiper encore complètement quand survient une nouvelle congestion mensuelle, qu'il faut attribuer les pertes sanguines si graves qui marquent souvent la fin naturelle de la menstruation. On comprend très-bien qu'il suffit alors qu'une fluxion sanguine ait lieu dans les organes restés congestionnés pour qu'une hémorrhagie en soit la conséquence. C'est à la même cause que nous rapportons la majeure partie des altérations organiques de l'utérus, ou tout au moins leur aggravation (Négrier, *loc. cit.*). » Un autre symptôme qui militerait en faveur de cette explication, c'est la douleur très-vive, au *point ovarien*, accompagnée de ténesme, de douleurs lombaires et crurales qu'on trouve chez quelques femmes, atteintes de métrorrhagie, *tout à fait au début* de la ménopause. Enfin les cas de grossesses tardives que nous avons signalées plus haut sont l'argument le plus décisif en faveur d'un travail d'ovulation.

Quant aux hémorrhagies qui surviennent assez loin du début de l'âge critique, elles résultent souvent de l'*habitude* qu'a le sang de se diriger depuis de longues années vers les organes sexuels : à l'habitude physiologique s'est substituée l'habitude morbide. Elles sont encore produites par la pléthore abdominale et en particulier par celle des organes du petit bassin. Les considérations auxquelles nous nous sommes livrés dans le précédent chapitre nous dispenseront d'insister davantage sur ce sujet. Scanzoni, remarquant la fréquence de la leucorrhée à la cessation, serait disposé à la regarder comme une sorte d'hémorrhagie avortée à cause de la faiblesse de l'excitation partie de l'ovaire, mais si par un mécanisme quelconque cette excitation vient à s'accroître considérablement il peut se produire une perte sanguine « C'est, dit-il (1), une hypersécrétion de la muqueuse sujette à certaines époques à une recrudescence due à ce que la congestion menstruelle, qui n'est pas assez considérable pour amener la rupture des capillaires, suffit cependant pour exciter outre mesure la sécrétion de la muqueuse. » Le plus souvent ces métrorrhagies, au bout d'un temps qui n'est pas très-long, cèdent d'elles-mêmes, ou sous l'influence d'un traitement approprié, mais cette hyperémie morbide peut persister plus longtemps que de coutume ; dans ce cas, le parenchyme utérin qui a perdu peu à peu son tonus et son excitabilité, et quelquefois déjà malade antérieurement, se gonfle, s'engorge et donne lieu à une hémorrhagie consécutive, parfois très-tenace. Nous en avons un exemple dans l'observation suivante :

OBSERVATION III.

Congestion utérine hémorrhagipare, datant d'une année, liée à la ménopause. — (F. Duparcque. Maladies de la matrice, 1839. Paris, t. I. — Obs. LXVIII, p. 201.

Une femme de 42 ans, d'une forte constitution, grande, n'avait jamais éprouvé de dérangements dans la menstruation depuis son dernier enfant qu'elle avait eu à l'âge 36 ans. Pour la première fois, au moment de la ménopause, ses règles avancèrent ; l'écoulement fut prolongé, mais modéré jusqu'à la seconde époque menstruelle suivante, où il se déclara une hémorrhagie presque foudroyante. Après huit jours de repos, la malade reprit ses occupations. Les hémorrhagies revinrent moins abondantes, mais à des époques très-rapprochées ; dans l'intervalle, il s'écoulait incessamment de la vulve, un sang séreux avec douleurs dans les reins et dans le bas-ventre. Deux saignées, des boissons astringentes, quelques jours de repos, diminuèrent et firent

_____

(1) SCANZONI. Traité pratique des maladies des organes sexuels de la femme. Paris, 1858.

même disparaître quelquefois les accidents, mais c'était pour revenir bientôt. Un an après, cette femme fit appeler M. Duparcque ; elle était complètement décolorée, étiolée, avec une teinte jaune paille ; elle avait conservé une apparence d'embonpoint, mais les chairs étaient molles et le tissu cellulaire œdématié, les paupières et les extrémités inférieures fortement infiltrées. Inappétence, insomnie, chaleur incommode autour du bassin, sentiment de pésanteur sur le fondement, avec douleurs sacro-lombaires continuelles, sourdes, et de temps à autre accompagnées d'élancements. L'utérus était abaissé, son col appuyait sur la fourchette et pouvait être aperçu en écartant les grandes lèvres ; il était gonflé, d'un rouge brun, ferme à la circonférence, mais de plus en plus ramolli vers l'orifice qui était dilatable au point de laisser pénétrer le doigt, mais non béant. Il s'écoulait de l'orifice un liquide rouge, le toucher fit couler une assez grande quantité de sang noir. La bouffissure et le gonflement de l'abdomen ne permirent pas d'obtenir de résultat du palper hypogastrique, mais le toucher par le rectum fit sentir toute l'étendue de l'engorgement du col. Il paraissait avoir environ 2 pouces de hauteur et se confondait avec le corps de la matrice, dont on pouvait sentir la forme et la limite postérieure.

Traitement : Position horizontale, corps élevé à l'aide d'un paillasson de balle d'avoine, saignée de 3 palettes, frictions rudes sur la peau ; boissons acidulées, bouillons.

Dès le quatrième jour, l'utérus était remonté par le fait de la position couchée de la malade ; il y avait moins d'écoulement. Trois petites saignées sont pratiquées à six ou huit jours d'intervalle. Ventouses sèches et sinapismes promenées sur la peau. L'engorgement était réduit de plus de moitié au bout de six semaines, le col était souple, mou, mais saignant encore facilement par le toucher. Douleur disparue.

Plus tard, sous l'influence d'un traitement approprié et des toniques, tout écoulement avait cessé, le col de l'utérus était du volume du pouce, souple, mou, élastique. L'appétit reprenait. La malade put bientôt se lever et aller à la campagne, mais il lui fallut plus de deux ans pour reprendre ses forces et son teint.

La disparition complète de la lésion, le retour à la santé doivent faire écarter de suite l'idée d'un cancer de l'utérus, dont cette malade avait présenté quelques signes ration-

nels (métrorrhagie, œdème, teinte cachectique, etc.). De
ces congestions utérines intenses à la métrite, il n'y a
qu'un pas ; et celle-ci à son tour peut être la seule cause
des métrorrhagies : M. Hérard depuis longtemps déjà en a
rapporté des exemples.

On pourrait peut-être considérer encore comme un exemple de congestion utérine intense, le cas d'une femme de
52 ans, rapporté par Jallon (1),chez laquelle au moment de
la cessation des règles, il se produisit une tumeur abdominale qui s'élevait dans l'hypogastre, excitant une pesanteur très-pénible dans le bassin, et amenant de la dyspnée
et des troubles digestifs. L'autopsie montra la cavité utérine distendue par une quantité considérable de sang ; les
parois utérines étaient très-amincies. Cependant le peu de
détails sur l'état de l'utérus et en particulier sur celui du
col, fait qu'on ne peut attacher une grande valeur à cette
observation. On peut observer encore au moment de l'âge
critique des métrorrhagies consécutives à des altérations de
l'utérus préexistantes, polypes, cancers, fibromes, etc. ; dans
quelques cas, c'est au moment du retour que se sont montrées les *premières* pertes sanguines symptomatiques de ces
diverses lésions.

Dans un récent travail, notre excellent ami et maître
M. le Dr Terrillon (2) a signalé l'influence curieuse des lésions chirurgicales ou traumatiques sur la production de
certaines épistaxis utérines, en dehors de l'époque menstruelle : « Plusieurs de nos observations, dit-il, ont porté
sur des femmes qui avaient dépassé la ménopause ; je n'ai
pu constater chez elles aucun retour des règles. Le fait
cependant pourrait se rencontrer surtout après les opérations

(1) JALLON. Essai sur l'âge critique des femmes. Thèse n° 459. Paris,
an xiii, p. 56.
(2) TERRILLON. Troubles de la menstruation après les lésions chirurgicales ou traumatiques. Paris, 1874, p. 17.

pratiquées sur les organes génitaux. La seule condition essentielle serait que la ménopause ne fût pas trop éloignée. Ce fait pourra être recherché et présenter quelque intérêt. » M. Mossé a rapporté à la Société anatomique (15 décembre 1876) l'histoire d'une malade, qui, quinze ans après la ménopause, fut sujette à deux épistaxis utérines après des opérations chirurgicales pratiquées sur l'ovaire (ponctions d'un kyste, lavage de la poche et injection iodée.)

b. *Inflammations de l'utérus.* — *Métrites.* — Les inflammations aiguës de la matrice, ou celles qui, d'aiguës, passent à l'état chronique au moment de la cessation des menstrues, sont des faits exceptionnels. Pendant la période d'activité génitale, la congestion qui survient périodiquement du côté de l'utérus enraye la guérison des métrites, en provoquant tous les mois une nouvelle poussée aiguë. A la ménopause, l'utérus délivré de cette hyperémie régulière entre dans une période de repos définitif qui favorise singulièrement la disparition, ou tout au moins l'amendement de ces diverses phlegmasies. Il est donc de règle générale que les maladies inflammatoires de l'utérus guérissent au moment de la cessation, et à plus forte raison débutent très-rarement à cette époque. Sur 30 cas d'affections inflammatoires de l'utérus, Raciborski en a vu 4 chez des femmes de plus de 50 ans ; deux cas seulement avaient débuté à l'âge critique. Nonat, dans une statisque fort étendue portant sur 300 femmes, a vu que les phlegmasies utérines étaient plus fréquentes de 15 à 45 ans, c'est-à-dire pendant toute la durée de la période menstruelle, et que pendant ce laps de temps, l'âge où la femme y était tout spécialement exposée, était compris entre 20 et 30, c'est-à-dire au moment des rapports fréquents, des grossesses et des avortements répétés, lesquels sont, de même que la congestion cataméniale, les causes habituelles de la métrite. Il en résulte que la plupart, pour ne pas dire toutes les inflammations utérines qu'on observe à l'âge critique, sont des affections préexistantes dont le début peut remonter à bien des années. D'après Gallard (1), au moment de la méno-pause, la métrite chronique peut guérir spontanément ; *sublatâ causâ, tollitur effectus*. Mais il n'en est pas toujours ainsi : chez les femmes pléthoriques surtout, les congestions répétées, qui continuent à se faire dans le système utérin, quelque temps après la cessation, n'étant plus suivies de l'écoulement habituel, qui jouait en quelque sorte le rôle d'un flux critique, aggravent l'inflammation utérine. Dans ces cas, la ménopause, « contrairement aux idées gnéralement reçues, favorise plutôt qu'elle ne résout l'engorgement en laissant stagner le sang dans les vaisseaux capillaires de l'organe (2). » C'est dans ces circonstances, s'il faut en croire Aran, que se produirait une véritable métrite parenchymateuse, par infiltration plastique du tissu utérin. C'est, je crois, aller trop loin, et je ne pense pas que la clinique ait fourni jusqu'ici beaucoup d'observations de métrite parenchymateuse nées au moment de la ménopause ; du moins, nous n'en avons trouvé aucun cas certain dans les auteurs. Tilt a vu trois dames au début de la ménopause (dodging time) prises de vives douleurs abdominales suivies, au moment des époques accoutumées, d'une évacuation de pus fétide.

Dans un de ces cas, les accidents se répétèrent pendant six mois ; durant ces époques l'utérus devenait très-douloureux, parfois même il survenait des vomissements. Le repos, les injections calmantes, l'ergot, calmèrent les accidents, le pus cessa de couler et fut remplacé par l'écoulement menstruel ordinaire. On peut dire, je crois, sans trop

(1) GALLARD. Leçons cliniques sur les maladies des femmes. Paris, 1876, page 576.
(2) ARAN. Loc. cit., p. 528.

s'aventurer, que l'influence de la ménopause sur les inflammations de l'utérus sera favorable, dans la très-grande
majorité des cas, car si l'état chronique inflammatoire de
la matrice peut être entretenu, aggravé même pour un
instant, par les congestions plus ou moins répétées, qui se
passent encore dans l'utérus à l'âge de retour, dans certains cas, celles-ci sont les agents mêmes de la guérison
de la phlegmasie, qui se fait alors par une sorte de « rajeu-
nissement de la maladie, » pour nous servir de la pitto-
resque expression d'Aran. En d'autres termes, il se passe
dans ces circonstances un phénomène analogue à celui
qu'on observe dans la guérison de certains écoulements
chroniques de l'urèthre, par une série de poussées aiguës
successives. Dans les cas où la métrite persiste dans son
état chronique, le pronostic, sans être aussi heureux, sera
encore assez favorable, car les fluxions passagères du côté
de la matrice diminuent peu à peu avec les progrès de l'âge ;
il en résulte que la lésion passe presque à l'état latent ; il
y a même une apparence de guérison, les femmes ne souf-
frent plus et se croient délivrées de leur mal. Cela sera
vrai pour le plus grand nombre, mais chez quelques-unes,
même après plusieurs années de calme, les premiers accidents pourront reparaître, sous l'influence d'un écart de
régime, de rapports sexuels répétés, par exemple. Il importe
de remarquer que la phlegmasie chronique, après la disparition complète des symptômes douloureux, laissera souvent des traces persistantes de son existence : ainsi l'utérus
pourra être encore volumineux, une trop longue congestion
lui ayant fait perdre sa tonicité normale.

Aucun des auteurs classiques qui ont écrit sur les maladies des femmes ne signalent, que je sache, la métrite
aiguë comme accident du retour d'âge. On conçoit d'ailleurs qu'en dehors du traumatisme, cette affection soit des
plus exceptionnelles à une pareille époque. Nous avons

trouvé dans l'ouvrage de Tilt l'observation suivante, que l'auteur décrit sous le nom d'endométrite aiguë (acute internal metritis). Barnes, qui vit également la malade, porta le même diagnostic, qui, malheureusement, ne put être vérifié après la mort ; un autre médecin, le Dr Smith, avait porté le diagnostic : tumeurs fibreuses probables. Nous pensons qu'on lira avec intérêt cette curieuse observation, peut-être unique dans son genre.

OBSERVATION IV.

Endométrite aiguë, après la ménopause. — Mort.
(J. Tilt. Loc. cit., p. 250).

Madame T..., âgée de 64 ans, me fut envoyée en 1868 par le Dr Smith, de Weymouth. Elle était très-grasse et d'une santé florissante ; il paraît qu'elle fit plusieurs fausses couches à 25 ans, et feu le Dr Lever lui dit que si elle ne se soignait pas, elle souffrirait dans l'avenir. A 44 ans, elle consulta le Dr Smith, qui a eu l'obligeance de me faire savoir ce qu'il avait observé pendant qu'il la soignait :

« Je vis pour la première fois, madame T..., en 1847, pour une ménorrhagie et des accidents d'hystérie. L'utérus était très-congestionné ; j'y fis appliquer des sangsues à plusieurs reprises, et je renvoyai la malade en apparence guérie, en septembre 1847. Elle revint me trouver en septembre 1850 avec des symptômes semblables. Je la traitai alors par des purgatifs salins et des injections astringentes. Elle retourna de nouveau chez elle, guérie en apparence. »

La menstruation cessa à 50 ans sans accident, mais à 54 ans elle commença à perdre du sang par l'utérus, symptôme qui persista plus ou moins jusqu'à sa mort. Aussitôt que la ménorrhagie se déclara, madame T... alla à Weymouth consulter de nouveau M. Smith, qui m'a adressé ces nouveaux détails :

« Je n'ai pas entendu parler de la malade jusqu'en septembre 1867 ; à cette époque, elle revint se plaignant d'une sensation de poids dans l'intérieur de l'utérus accompagnée de pertes sanguines irrégulières et de douleur atroce qu'elle rapporte tantôt à l'utérus, tantôt dans les intestins, le dos, les hanches. La sonde utérine pénétrait de 3 pouces et demi dans l'utérus, et l'introduction ne causait pas plus de douleur que de coutume. Je ne réussis pas à arrêter l'hémorrhagie, sauf une seule fois, bien que je lui donnai des soins pendant sept semaines. Je dilatai le col avec de l'éponge dans le but d'atteindre toute tumeur s'il y en avait dans l'utérus, mais je n'en trouvai point. J'en conclus qu'il s'agissait d'un fibrôme interstitiel, puisque tous les moyens pour arrêter l'hémorrhagie et calmer les douleurs n'avaient pas réussi. »

Quand je vis madame T..., en septembre 1867, je trouvai l'utérus ayant le double de son volume normal et douloureux à la pression. Le col était très-élargi et non ulcéré. J'introduisis facilement trois pouces et demi de la sonde utérine, mais cela en causant beaucoup de douleur. Quand l'hémorrhagie s'arrêtait, un peu de pus jaillissait en causant de la douleur ; ce qui me porte à penser qu'il était accumulé dans l'utérus. Outre la perte de sang et de matières, madame T... se plaignait beaucoup de douleurs pelviennes très-vives, qui duraient pendant une heure ou deux. Je pus la voir pendant une de ses attaques les plus pénibles, et trouvai que rien ne ressemblait plus aux douleurs de l'enfantement, couchée sur le dos, se plaignant, gémissant et se cramponnant aux draps de lit, etc.... Les paroxymes devinrent plus longs, il y eut des vomissements, et perte de sommeil. La maladie se calma pour un temps, grâce à une potion effervescente avec de l'acide prussique, mais les sédatifs variés que j'employai à l'intérieur, à l'extérieur, et par la méthode hypodermique produisirent des troubles cérébraux, sans calmer la douleur, ni provoquer le sommeil. L'acide sulfurique, le tannin, l'ergot, les injections froides ne purent avoir raison des hémorrhagies. Après avoir fait approuver par le Dr Barnes, mon projet de faire des injections de perchlorure de fer dans l'utérus, j'injectai en parties égales, deux à trois onces de perchlorure de fer et d'eau, ce qui causa une défaillance à la malade, sans augmenter la douleur. J'obtins ainsi une diminution marquée dans la perte de sang et répétai l'injection une semaine après. Mais celle-ci provoqua un surcroît de douleurs qui depuis persista sans relâche. La malade perdit peu à peu le sommeil et l'appétit et mourut épuisée le 17 avril 1868. Malgré mon respect pour l'opinion du Dr Smith, ni le Dr Barnes, ni moi ne trouvons de raison suffisante pour admettre que cette douleur atroce était due à un fibrôme interstitiel. *Les paroxysmes de douleur étaient ceux de la métrite la plus aiguë*, et la cuillerée de pus qui s'écoulait en jet après un surcroît de souffrance pouvait seulement avoir été produit dans la cavité interne de l'utérus. Je ne pus pas pratiquer l'autopsie, mais je dirai en concluant que je pense que cette affection aurait eu une terminaison favorable si la malade m'avait laissé pratiquer plus tôt des injections utérines avec du perchlorure de fer ou du nitrate d'argent.

Il est très-regrettable que la vérification anatomique n'ait pu être faite, car, malgré toute l'autorité de Tilt et de Barnes, on ne peut s'empêcher de faire la remarque que les principaux symptômes accusés par la malade sont les signes classiques de l'existence des tumeurs fibreuses. Sauf peut-être le cancer utérin, il n'est pas d'affections de matrice qui donne lieu à des hémorrhagies plus abondantes et plus répétées que les fibro-myomes, et cela pendant de longues années. On se rappellera que cette malade eut des métrorrhagies qui durèrent dix ans au moins (de 54 à 64 ans). Il n'est pas jusqu'aux caractères mêmes des douleurs qui ne soient en faveur d'un fibrome ; tous les auteurs les ont comparées à celles de l'enfantement, et de fait, quand les tumeurs sont un peu volumineuses, l'utérus, irrité par la présence de ces corps étrangers, se contracte vigoureusement, comme pendant l'accouchement, pour les expulser loin de sa cavité. Il n'est pas impossible que les douleurs soient plus vives quand le néoplasme est interstitiel, car il se produit une sorte d'énucléation dont le travail doit être long et difficile, la tumeur étant enlacée de tous les côtés par les fibres musculaires de l'utérus vigoureusement contractées sur elle. Quant à la présence du pus qui s'écoulait de l'utérus après chaque paroxysme, sa présence ne me semble pas avoir l'importance que Tilt veut bien lui donner, car il est assez fréquent de voir les fibrômes utérins, surtout quand ils se rapprochent de la muqueuse, irriter cette membrane, y produire un ramollissement, des hémorrhagies, de l'œdème et une sécrétion muco-purulente.

La *leucorrhée* est un accident fréquent de la ménopause ; pour beaucoup d'auteurs, c'est une hypersécrétion desti-

née à suppléer, pour un certain temps, le flux cataménial
disparu pour jamais. Sur 500 femmes parvenues à l'âge
du retour, elle s'est montrée 146 fois à intervalles régu-
liers; chez 12 femmes, elle revint régulièrement chaque
mois pendant un certain temps. Hippocrate la considérait
comme plus fréquente chez les vieilles femmes que chez
les jeunes : « Fluor albus senioribus magis, quam juniori-
bus contingit. Livre 2, De Morb. mul. » De même Fernel (1) « Neque vero affectus hic (fluor albus) ætate matu-
ras tantum, verum etiam virgines invadit, etc. » Sans parler
des cas où elle est produite ou entretenue par une lésion
manifeste de la matrice (cancers, ulcérations du col, etc.),
cette sécrétion, même en l'absence de toute altération utérine
apparente, provient de l'utérus, de même que l'écoulement
sanguin qu'elle est chargée de suppléer. Nous avons dit
précédemment que, pour Scanzoni, la leucorrhée de la
ménopause n'était qu'une hémorrhagie avortée. L'exploration directe avec le spéculum et l'examen microscopique
(mucus alcalin, épithélium cylindrique, globules de pus,
hématies, etc.), prouvent jusqu'à l'évidence que ce flux
leucorrhéique est un produit de sécrétion exagérée de la
muqueuse utérine, et non pas un simple catarrhe vaginal,
comme on pourrait peut-être le croire.

Le docteur Matthews Duncan (2) a décrit, sous le nom de
leucorrhée utérine chez les vieilles femmes, un écoulement
muco-purulent assez fréquent chez les femmes âgées ; pour
Tilt, il serait symptomatique d'une inflammation chronique de la matrice, et il s'appuie, pour soutenir cette thèse,
sur une autopsie même de Duncan, dans laquelle on aurait
trouvé les parois utérines amincies, avec état tomenteux
et ulcérations de la muqueuse. Ce dernier auteur insiste

---

(1) G. Fernelii Ambiani. Universa medicina. Paris, 1567
(2) *Edinburgh medical Journal*, mars 1863.

beaucoup sur la nécessité d'un traitement rapide et énergique, injections de nitrate d'argent, repos, etc., sous peine de voir cette lésion se terminer par « *ulcération maligne.* »

Quoi qu'il en soit, la leucorrhée de la ménopause doit être considérée, en l'absence de toute lésion organique, comme un agent de décharge ou de dépuration, chargé, comme le disaient les anciens, de purger les mois (muliebris purgatio) après la cessation des règles de la femme. Il en est de même, comme nous l'avons déjà dit, de certains flux : vomissements muqueux, diarrhée séreuse, etc.

2. AFFECTIONS ORGANIQUES DE L'UTÉRUS. — A. *Cancer de l'utérus.* — Si la plupart des auteurs sont d'accord au sujet de l'influence favorable de la cessation des règles sur les maladies inflammatoires de la matrice, il n'en est plus de même en ce qui concerne l'influence de la ménopause sur le cancer de l'utérus. Sans remonter jusqu'aux auteurs anciens, la question se trouve circonscrite par ces deux opinions diamétralement opposées, dues à des écrivains contemporains.

1° «... Sur la production du cancer utérin, l'influence de la ménopause est absolument nulle (Gallard, loc. cit., p. 608).

2° « L'influence de la cessation sur la production du cancer de l'utérus est pour moi évidente (Tilt, loc. cit , p. 260).

« La ménopause, dit Lorain (1), est marquée par des troubles fonctionnels graves souvent, et qui retentissent sur tout l'organisme : pertes, anémie, dyspepsie, puis les cancers..... »

_____

(1) LORAIN. Art. Age. In Dict. de méd. et chirurgie pratiques, t. I, p. 19.

Nélaton, très-explicite, dit que le cancer utérin naît au moment de la ménopause (1).

En comparant les tables de mortalité, on voit que le nombre de décès par affections cancéreuses est à peu près le même dans les deux sexes jusqu'à l'âge de 30 ans, mais au-dessus de cet âge, la mortalité par cancer devient beaucoup fréquente chez la femme que chez l'homme. D'après un tableau intéressant, extrait du « Registrar-General's report » par le Dr Walshe, il résulte que, sur 1200 cas, d'affections cancéreuses, 321 seulement avaient été observés chez des hommes, tandis qu'ils s'élevaient pour les femmes au chiffre de 879. Sur ces 1200 affections cancéreuses, 50 seulement étaient survenues avant l'âge de 30 ans. Siebold, de Berlin, rassemblant les cas de trois années consécutives, a vu :

En 1823 — 23 cancers.	3 hommes. 20 femmes.
En 1824 — 40 —	3 hommes. 37 femmes.
En 1825 — 57 —	9 hommes. 48 femmes.

Ainsi, au delà de 30 ans, le carcinôme devient très-fréquent chez les femmes, mais c'est de 40 à 50 ans qu'il survient d'une façon spéciale : « âge cancéreux » de la femme (Tilt). Les statistiques suivantes montrent ce fait jusqu'à l'évidence.

(Voir le tableau page suivante).

Rocque (*loc. cit.*, 1858), sur 50 femmes mortes de cancer de l'utérus à la Salpêtrière, en a trouvé 4 seulement, chez lesquelles il avait débuté en même temps que la cessation, arrivée à 50, 40, 41, 53 ans. Chez 5 autres il était survenu

(1) NÉLATON. Elém. de path. chirurg., t. V, p. 800.

Barié.   6

Statistique de Cancers utérins d'après

1. MM. Boivin et Dugès. — Traité des maladies de l'utérus, 1833.

Au-dessous de 20 ans.	12 cas.
De 20 à 30 ans.	83 —
De 30 à 40 ans.	102 —
De 40 à 45 ans.	106 —
De 45 à 50 ans.	95 —
De 50 à 60 ans.	7 —
De 60 à 71 ans.	4 —
	409 cas.

2. Lebert. — Maladies cancéreuses de la matrice, 1851, page 272.

De 25 à 30 ans.	5 cas.
De 30 à 35 ans.	5 —
De 35 à 40 ans.	9 —
De 40 à 45 ans.	8 —
De 45 à 50 ans.	8 —
De 50 à 55 ans.	3 —
De 55 à 60 ans.	5 —
De 60 à 65 ans.	3 —
De 65 à 70 ans.	3 —
De 70 à 80 ans.	1 —
	50 cas.

3. Scanzoni. — Traité pratique des maladies des organes sexuels de la femme, 1848, p. 244.

De 20 à 25 ans.	4 cas.
De 25 à 30 ans.	4 —
De 30 à 35 ans.	17 —
De 35 à 40 ans.	18 —
De 40 à 45 ans.	45 —
De 45 à 50 ans.	15 —
De 50 à 55 ans.	4 —
De 55 à 60 ans.	1 —
	108 cas.

4. C. West.

De 25 à 30 ans.	39 cas.
De 30 à 40 ans.	166 —
De 40 à 50 ans.	242 —
De 50 à 60 ans.	95 —
De 60 à 70 ans.	48 —
Au-dessus de 70.	5 —
	595 cas.

Ces 595 cas proviennent de l'addition des 170 observations personnelles de C. West, avec celles de Lebert, de Kiwisch, Chiari et de Sibley.

5. Luys.

De 30 à 40 ans.	3 cas.
De 40 à 50 ans.	12 —
De 50 à 60 ans.	8 —
De 60 à 70 ans.	3 —
	26 cas.

un an après l'âge critique qui lui-même s'était montré à 45, 46, 47, 50 ans.

Leroy d'Etiolles, rassemblant 2781 observations de cancer relatées par différents auteurs français, constate que 1227 fois l'affection est survenue après 40 ans, et 1061 fois au-dessus de 60 ans. Dans cette statistique l'utérus entrait pour 30 pour cent, et le cancer du sein pour 24.

Enfin dans un relevé considérable portant sur 2568 femmes atteintes d'affections utérines, observées dans le seul département de la Seine, pendant une période de cinq années (de 1830 à 1835), Tanchou (1) a constaté que le maximum de fréquence des maladies de la matrice, autres que le cancer, survenait entre 20 et 30 ans, tandis que la période la plus fréquente du cancer est comprise entre 40 et 50 ans.

Voici le tableau qu'il a dressé.

TABLE DE MORTALITÉ

de 2568 *femmes atteintes de maladies des organes génitaux*
(De 1830 à 1835 pour le département de la Seine).

Age.	Maladies, autres que le cancer.	Cancer de l'utérus.	Observations.
Avant 20 ans.	25		
De 20 à 30 ans.	442	86	Maximum des affections inflammatoires.
De 30 à 40 ans.	279	212	
De 40 à 50 ans.	137	402	Maximum du cancer utérin.
De 50 à 60 ans.	70	363	
De 60 à 70 ans.	60	242	
De 70 à 80 ans.	42	147	
De 80 à 90 ans.	13	58	

Si l'on s'en rapportait seulement à ces différentes statistiques, on serait autorisé à conclure que la cessation définitive des règles a une influence certaine sur la production du cancer utérin, et nous dirions avec Brierre de Bois-

(1) Gazette des hôpitaux, 1838.

mont (1) : « Il est incontestable que dans le plus grand nombre des cas, le point de départ de l'affection cancéreuse se rattache au temps critique. »

Le problème cependant n'est pas aussi aisé à résoudre qu'il paraît au premier abord ; car s'il est indiscutable que c'est de 40 à 50 que se montrent le plus de carcinômes de l'utérus, c'est également vers la même époque qu'ils se manifestent dans des organes autres que ceux de la génération, tels que le sein, l'estomac, etc. En outre, chez l'homme, c'est aussi vers la même époque que l'on observe les dégénérescences cancéreuses du foie, de l'estomac. Il y a lieu, d'après cela, de se demander si le cancer n'est pas tout simplement une maladie de l'âge mur, et si l'arrivée prochaine de la sénilité n'est pas suffisante, en dehors de toute autre condition étiologique, pour provoquer son apparition. On sait en effet que le phénomène essentiel de production du carcinôme est la déchéance de nutrition de l'organisme ; la rareté d'une pareille lésion dans la première période de la vie tient à ce que l'activité de la circulation et des fonctions nutritives reste prépondérante.

Un autre point vient encore compliquer la question : un assez grand nombre de cancers de la matrice restent latents pendant quelques années, sans causer de perturbations sérieuses ; c'est seulement quand ils se manifestent par des métrorrhagies répétées, des douleurs vives et d'autres désordres, que les femmes viennent réclamer des soins médicaux. On voit par là quelle grave erreur on commettrait, en rattachant le début de l'altération organique à sa première manifestation morbide.

Si le nombre des cas de cancers l'emporte de beaucoup chez la femme, cela tient au sein et à la matrice pour lesquels le carcinôme paraît avoir une sorte de prédilection ;

(1) Loc. cit., p. 445.

or si l'on considère les rapports étroits qui lient ces deux organes aux phénomènes de la menstruation, il paraît impossible que la cessation du flux cataménial ne joue pas un certain rôle, si ce n'est dans la production du cancer, du moins dans son évolution. Nous croyons pouvoir conclure de cet examen critique que la ménopause a une influence probable sur le cancer utérin : dans quelques faits (les moins fréquents), elle semble avoir coïncidé avec le début de la lésion ; dans la majorité des cas, elle n'a fait que donner un coup de fouet à l'évolution jusqu'alors latente de l'affection cancéreuse.

b. *Tumeurs fibreuses*. — Les tumeurs fibreuses de l'utérus sont des affections qu'on rencontre généralement à l'âge moyen de la femme. Sur 34 autopsies faites au grand hôpital de Vienne, Braun et Chiari en ont rencontré quatorze fois, chez des femmes de 40 à 50 ans. West, joignant 96 observations personnelles à un nombre égal de cas appartenant aux deux auteurs précédents, a trouvé :

44 tumeurs fibreuses chez des femmes de 30 à 40 ans.
47 — — 40 à 50 ans.
15 — — 50 à 60 ans.
1 — chez une femme de 72 ans.
26 — chez des femmes de 20 à 30 ans.

Les recherches de Malgaigne (1) donnent à peu près le même résultat. Ainsi que Paget, il pense que les tumeurs fibreuses observées entre 40 et 50 ans sont « fatales. » La majeure partie des fibro-myômes utérins, ainsi que les cancers, prennent naissance avant la ménopause. C. West (*loc. cit.*, p, 329) sur 117 cas de ces tumeurs trouvées à la cessation, 48 avaient débuté entre 30 et 40 ans, autant qu'on peut s'en assurer en remontant aux premiers trou-

(1) MALGAIGNE. Des polypes utérins. Paris, 1833. — Page 12

bles accusés par la malade. Lorsqu'ils existent pendant la période d'activité génitale, ils prolongent les époques menstruelles amenant ainsi une perturbation dans la régularité de l'écoulement sanguin. Aux approches de la ménopause, et pendant la période du « temps des écarts, » les fibrômes donnent lieu à des métrorrhagies abondantes dont la répétition est une source de danger pour la femme. Mais quand l'âge critique touche à sa fin, le plus souvent les fibrômes utérins se terminent de différentes façons : ils restent stationnaires, ils diminuent de volume, ou subissent la dégénérescence calcaire ou colloïde. Dans certains cas, ils ont pu être expulsés par un véritable travail d'accouchement.

Nélaton (1) appuie le premier mode de terminaison, par des observations nombreuses qu'il a faites à la Salepêtrière : il a vu souvent que ces tumeurs, une fois la période menstruelle terminée, restaient ordinairement stationnaires, cessant de donner lieu à des métrorrhagies, et les femmes pouvaient vivre ainsi longtemps sans en être incommodées. Aussi professe-t-il que chez les jeunes femmes, on ne doit pas intervenir ; toutes les indications doivent être d'arrêter les hémorrhagies, et de soutenir les forces de la malade pour tâcher, en gagnant ainsi du temps, d'arriver sans encombre à l'époque critique. Il ajoute aussi que, dans ces conditions, la ménopause est plus tardive que de coutume.

La transformation calcaire des fibromes est la terminaison la plus heureuse que l'on puisse souhaiter. D'après Louis (2), cette dégénérescence se ferait surtout après la ménopause.

(1) Nélaton. Gazette des hôpitaux, 1856, p. 362.
(2) Louis. Mémoires sur les concrétions calculeuses de la matrice. Mémoires de l'Académie de chirurgie, 1753. t. II. p. 130.

Cette altération favorable, si je puis ainsi dire, se fera, soit par une sorte d'encroûtement pour former une coque à la périphérie, soit de façon à créer des tumeurs isolées dans la cavité même du fibrôme.

Cette transformation était connue depuis l'antiquité : Hippocrate (1) parle de pierres calculeuses de la matrice, Ambroise Paré (2) signale dans l'utérus la présence de concrétions pétrifiées et calculeuses. Ces descriptions se rapportent évidemment à des fibrômes en dégénérescence calcaire ou ossifiés. Sur les 18 cas rapportés par Louis, 9 ont été observés à la cessation. Dans le quatorzième fait, la ménopause coïncida avec l'apparition d'une tumeur située derrière le pubis. L'autopsie pratiquée plus de vingt ans après cette époque montra un utérus « gros comme une boule à jouer aux quilles » transformé en sac calcaire, renfermant une matière dure et caséeuse. Il fallut un marteau pour briser une pareille tumeur. Dans la quinzième observation, avec planche annexée, les parois utérines étaient garnies d'inégalités, analogues à des stalactites. M. Guéniot a récemment, dans un mémoire lu à l'Académie de médecine, appelé l'attention du public médical sur « la guérison par résorption des tumeurs dites fibreuses de l'utérus » (3). Dans ses conclusions, il dit que jusqu'ici la résorption des fibrômes s'est opérée pendant la période d'activité génitale. Des faits analogues ont été observés par Depaul et Béhier. Dans ces cas de résorption, M. Guéniot remarque que la lésion qui se produit dans les fibrômes est la dégénérescence graisseuse. Aussi conseille-t-il, dans le but de favoriser cette altération, d'essayer les substances réputées *stéatogènes* : l'arsenic, le plomb, le phosphore, etc.

(1) Livre V. De morb., etc., section VII.

(2) AMBR. PARÉ. De la génération. liv. XXIV, chap. XCI.

(3) GUÉNIOT. De la résorption des tumeurs dites fibreuses de l'utérus — Bulletin de thérapeutique, 30 mars 1872.

D'après cela, ne pourrait-on pas concevoir la possibilité de la résorption de certains fibro-myômes utérins au moment de la ménopause, puisque cette période de la vie prédispose à l'embonpoint et à la surcharge graisseuse de tous les organes ?

Il semble donc que l'âge critique soit favorable à la guérison des tumeurs fibreuses de l'utérus. Il n'en est pas malheureusement toujours ainsi ; dans quelques cas rares, ces tumeurs se ramollissent, deviennent fluctuantes ; elles provoquent autour d'elles un travail inflammatoire qui peut aboutir à l'amincissement des parois utérines, avec perforation ultérieure et péritonite consécutive amenant la mort. Nous avons observé une pareille terminaison chez une femme de 48 ans, dans le service de notre cher maître, M. le professeur Peter, à l'hôpital Saint-Antoine.

OBSERVATION V (Personnelle).

Fibro-myômes multiples, apparition des premiers accidents au moment de la ménopause (5 grosses tumeurs sous-muqueuses, 16 petits fibrômes interstitiels). — Ramollissement de quelques-unes de ces tumeurs. — Inflammation de voisinage. — Perforation de l'utérus. — Péritonite purulente. — Mort.

La nommée M..., Perrine, âgée de 48 ans, couturière, entre le 16 octobre 1876, hôpital Saint-Antoine, salle Sainte-Adélaïde, n° 22. Service de M. Peter. Bonne santé antérieure ; la malade a eu deux enfants, le premier à l'âge de 20 ans, le second, deux années ensuite ; elle a nourri le dernier.

La malade a toujours été bien réglée et abondamment. Pas de maladies utérines. En 1870, l'aîné de ses fils mourut ; sous l'influence du chagrin, et des privations qu'elle avait endurées pendant le siége, ses règles s'arrêtèrent, puis revinrent irrégulièrement, enfin se rétablirent d'une façon régulière jusque il y a un an et demi environ. Depuis cette époque, la menstruation est très-irrégulière, le sang est tantôt très-pâle, tantôt ce sont de gros caillots mous et noirâtres. Leucorrhée abondante et fétide. Depuis six mois, métrorrhagies continuelles et abondantes : la malade dit qu'elle est constamment dans le sang. Depuis la même époque, amaigrissement considérable, plus d'appétit, vomissements assez fréquents. C'est dans cet état que la malade entre à l'hôpital le 16 octobre.

Teinte cireuse très-prononcée sur toute la face, les membres et le thorax. Les lèvres et la conjonctive palpébrale sont d'une pâleur extraordinaire. Le ventre est volumineux, douleurs vives à la pression. En déprimant légèrement les parois abdominales distendues, on sent par la palpation une tumeur considérable qui occupe tout l'hypochondre gauche. Elle est extrêmement dure, ses parois semblent lisses et sans adhérences avec celles de l'abdomen qu'on peut faire glisser aisément sur la tumeur. Celle-ci est immobile, elle dessine à peu près la forme d'un utérus gravide au sixième mois. Par la percussion, on obtient une zone de matité mesurant 0,17 centimètres de large, et 0,16 de haut. Au toucher vaginal, on trouve le col utérin intact, mais il est très-raccourci, à peine existe-t-il dans sa portion vaginale. Les culs-de-sac son libres. L'utérus est à peine mobile, cependant en joignant la palpation abdominale au toucher, on sent en imprimant quelques petits mouvements à l'utérus, que la tumeur reçoit de petits chocs. Il est donc probable que la matrice et le néoplasme fcnt corps ensemble. Œdème péri-malléolaire. Un peu d'albumine dans les urines. Pouls très-petit et fréquent : 110. Souffle continu avec redoublement dans les vaisseaux du cou. De même au cœur souffle anémique à la base au premier temps. Depuis les trois dernières semaines avant son entrée, la malade a gardé le lit. Les pertes étaient tellement abondantes qu'un médecin en ville a pratiqué le tamponnement à deux reprises. Vomissements bilieux chaque matin depuis huit jours environ. En outre la malade nous déclare que depuis le début de sa maladie, qu'elle reporte à six mois environ, elle a éprouvé 7 ou 8 fois des douleurs de ventre atroces, qu'elle compare elle-même à celles de l'enfantement.

Traitement : toniques, potion de Tood, bordeaux, vin de quinquina, viande crue, etc., lait.

22 octobre. Même état ; dans la nuit, perte abondante.

La malade prend une teinte subictérique.

Numération des globules : Hématies, 2,211,000 ; blancs, 8,637 soit 1/250.

Le 25. Même état. De plus, la malade vomit presque continuellement des matières bilieuses. Cachexie extrême. Temp. axill., 37,5. Potion de Rivière. Glace. Opium. Continuation du traitement.

Le 26. Vomissements persistants. Hoquet. Ventre ballonné, T. 38.

Le soir. Ventre très-douloureux. T. axill. 39,6.

Injection de 0,02 centig. de chlorhydrate de morphine.

Le 27. Pâleur et refroidissement. Frissons dans la journée. Temp. axill., 39° le soir.

Le 29. Œdème des membres inférieurs. Face plombée, yeux excavés. Diarrhée. Vomissements. Ecoulement blanchâtre et fétide par le vagin.

30 octobre. Mort à 2 heures du matin.

L'autopsie, pratiquée le 31 à 9 heures du matin, nous montre les lésions suivantes :

Utérus très-volumineux : en faisant une coupe sur la ligne médiane nous trouvons le fond de l'organe occupé par *cinq grosses tumeurs* arrondies ; deux ont le volume du poing : elles sont d'une coloration grisâtre, ramollies dans certaines portions, dures dans d'autres régions ; elles sont situées immédiatement au-dessus de la muqueuse qui est rouge, très-friable, sécrétant du muco-pus. Ces tumeurs, qui sont des fibro-myômes en voie de ramollissement, sont placées l'une à côté de l'autre, comme les grains d'un chapelet ; par leur partie profonde, elles plongent dans le parenchyme utérin.

De plus, nous trouvons dans l'épaisseur même des parois utérines hypertrophiées, *seize petits fibrômes interstitiels.* L'un d'eux, le plus gros, est situé tout à fait à la périphérie, et fait une saillie légère sous la séreuse en dehors de l'utérus. Vers la partie moyenne de la paroi latérale droite de l'utérus, on trouve une sorte de magma grisâtre provenant de la fonte probable de quelques petits fibrômes ; en ce point, la muqueuse est détruite ; la paroi utérine très-amincie mesure à peine 0,003 mill. En faisant tomber un filet d'eau qui chasse toute cette bouillie, nous trouvons une perforation de l'utérus à peine de la largeur d'une lentille. Dans les autres points, au contraire, les parois sont hypertrophiées.

Ovaires et *trompes*, rien de particulier.

Tous ces organes plongent dans le pus qui remplit le petit bassin. La cavité abdominale renferme une grande quantité de flocons purulents et de pus séreux enkysté dans des sortes de loges formées par l'accolement de plusieurs anses intestinales dont la plupart sont agglutinées entre elles. Nombreuses adhérences avec le foie, l'utérus et le diaphragme. La séreuse péritonéale est d'un rouge vineux, avec fines arborisations. Nous avons là une *péritonite purulente* par ramollissement et perforation de l'utérus. La grande quantité de fibrômes, dont les plus volumineux étaient presque détachés de l'utérus, explique la violence des douleurs expultrices accusées par la malade au début de son affection.

Les autres organes étaient sains.

L'examen microscopique a confirmé pleinement le diagnostic fibro myômes.

c. *Polypes utérins.* — Nous avons peu de documents au sujet de la fréquence des polypes utérins, au moment de la cessation.

Si l'on doit s'en rapporter à la seule statistique que nous ayons pu trouver, ces tumeurs s'observent assez souvent à cette période de la vie de la femme.

D'après Dupuytren, sur 57 femmes atteintes de polypes :

10 cas ont débuté avant 30 ans ;

42 cas ont débuté entre 30 et 50 ans :

4 cas ont débuté après 50.

d. *Altérations diverses.* — Il est fréquent, comme nous l'avons dit déjà, d'observer, à l'âge critique, une surcharge adipeuse de la plupart des organes, l'utérus lui-même peut participer à cette lésion. Tilt signale deux cas de *dégénérescence graisseuse* de l'utérus, chez des femmes de 50 et de 53 ans.

La *dégénérescence calcaire*, l'*ossification* s'observent principalement dans des utérus qui sont le siège de tumeurs fibreuses, et dans ce cas la lésion intéresse également le fibrôme et la matrice.

L'*atrophie* est l'altération pour ainsi dire normale de l'utérus au moment de la ménopause ; la portion vaginale du col est presque entièrement effacée, c'est dire que l'*élongation hypertrophique de la portion vaginale du col de l'utérus* est surtout une affection de la période d'activité de la matrice. On connaît cependant quelques exemples de cette maladie survenue aux approches du temps critique. Tel est le fait d'allongement hypertrophique du col, avec descente du vagin et de la moitié de la vessie observé chez une femme de 66 ans (la lésion avait débuté dès l'âge de 40 ans), par un médecin américain, M. Waren (1) (in american journal of the méd. sciences 1864).

3° *Déviations utérines.* — Valleix, d'après ses relevés, a vu que l'*antéversion* s'observe principalement de 20 à 30 ans, et la *rétroversion* de 30 à 40. Après comme avant la ménopause, les déviations utérines ne subissent aucune modification, mais ce qu'on peut dire, c'est qu'à partir de l'âge critique elles cessent d'être très-douloureuses, car ce qui causait surtout de la douleur, c'était bien moins le changement de direction dans l'axe de l'utérus (qui ne produit guère que de la gêne par compression, sur le rectum, le périnée, la vessie, etc.), que les congestions périodiques qui se faisaient dans l'organe déplacé.

Après la cessation des règles, les déviations de la matrice ne causent plus qu'un peu de malaise et de pesanteur dans le bassin. Sur 102 cas observés par Saussier, de Troyes, on trouve parmi les femmes de 40 à 58 ans, 11 d'entre elles seulement qui accusent des douleurs. Dans une autre série, 40 femmes atteintes de la même maladie, virent cesser leur souffrance quand les règles furent définitivement supprimées. Dans un cas seulement, chez une femme de 49 ans, non mariée, les premières souffrances apparurent pendant le temps des écarts.

4° *Affections rares.* — Je terminerai cet examen critique des diverses maladies des organes génitaux en signalant deux affections extrêmement rares, qui se manifestèrent nettement aux approches ou après la ménopause.

Je veux parler de l'accumulation de sang (*hématométrie*)

(1) Cité par Dupuy. *Progrès médical*, 23 octobre 1875, p. 633.

ou de liquide séreux (*hydrométrie*) dans la cavité utérine. Ces deux affections, dont l'existence a été souvent contestée, sont admises par Courty qui rapporte deux faits très-curieux de la dernière affection, au moment de l'âge critique. Le mécanisme de ces deux maladies est le même, c'est une rétention de liquide sanguin ou séreux dans la cavité de la matrice qui suppose une obstruction des orifices du col, oblitération qu'on rencontre journellement à la ménopause, dans les utérus atrophiés.

Quant au liquide sanguin, c'est vraisemblablement le produit des dernières congestions qui se passent de temps à autre dans l'utérus à la veille de la cessation, il s'écoulerait au dehors sans causer d'accident, si le canal cervical n'était pas oblitéré. Il est plus difficile d'expliquer l'origine du liquide séreux accumulé dans l'utérus dans le cas d'hydrométrie; ce ne serait, d'après Courty, qu'une hypersécrétion anomale de la muqueuse avec diminution de densité dans le liquide sécrété, caractère commun à toutes les hydropisies. Cette affection, connue depuis fort longtemps, et signalée sous le nom d'*hydropisie de la matrice*, par Hippocrate, Aetius, Fred. Hoffmann, Astruc (1), etc., a été acceptée par Cruveilhier (2) qui a constaté son existence idiopathique dans un certain nombre d'autopsie.

OBSERVATION VI.

Résumée). — Hématométrie après la ménopause. — Mort. — Autopsie.
(Jallon. Loc. cit., 2ᵉ obs., p. 19).

Femme de 52 ans, vie sobre et régulière. Après la cessation définitive des règles, elle fut prise de difficultés extrêmes dans la miction avec pesanteur dans l'hypogastre. Puis une tumeur sphérique de la

(1) ASTRUC. Traité des maladies des femmes, 1761, t. III, livre II, page 335.
(2) Cruveilhier. Anat. patholog., t. II, p. 849.

grosseur du poing se manifesta au dessus du pubis. Les urines ne coulant que par regorgement, on pensa que leur accumulation dans la vessie était la cause de cette tumeur, mais une sonde introduite dans la vessie dissipa toutes les incertitudes, la vessie était vide. La tumeur ne cessa d'augmenter peu à peu, les urines continuaient de s'écouler. Au bout d'un mois la tumeur augmentant de volume dépassait l'ombilic. Au toucher vaginal, on constate que le *col est complètement effacé, impossible de trouver son orifice externe*. Du côté du vagin, l'utérus formait une portion de sphère égale et élastique..., il fut constant que la matrice contenait un fluide. La tumeur devint énorme, et ne causait aucune douleur. Puis bientôt, troubles digestifs, œdème des membres inférieurs, et mort 5 mois après l'invasion de la maladie.

Autopsie. — Un peu de sérosité dans l'abdomen. La matrice, après avoir été détachée de tous liens qui la fixent dans le bassin, offrait l'apparence d'un globe régulier, son volume surpassait de beaucoup celui qu'elle acquiert au dernier terme de la grossesse. Dès qu'elle fut ouverte il en sortit une grande quantité d'un liquide qu'on ne peut mieux comparer pour la consistance qu'à du lait bien caillé, car il se partageait de lui-même en un très-grand nombre de caillots de toute grosseur. Cette masse était d'un jaune pâle dans son centre, en arrivant près de la surface, sa couleur approchait de celle du sang, sa couche extérieure était même formée par du sang facile à distinguer. Nous reconnûmes donc que cette tumeur n'était autre chose que du sang accumulé et coagulé auquel un long séjour dans la matrice avait enlevé une partie de ses propriétés physiques. Les parois utérines avaient tout au plus l'épaisseur de deux feuilles de papier à lettres. Les ovaires étaient intacts. »

Et l'auteur ajoute : « on ne voit pas sans étonnement avec quelle inertie la matrice a cédé à l'accumulation du sang dans sa cavité. »

OBSERVATION VII.

Hydrométrie, aux approches de la ménopause. - Guérison.
(Courty. Loc. cit., p. 685).

Une dame de 40 ans était atteinte de pertes de sang menstruelles considérables, tantôt tous les mois, tantôt tous les 2 ou 3 mois, avec des irrégularités symptomatiques des approches de la ménopause ; ces pertes étaient suivies d'une cessation absolue de tout écoulement pendant 8 jours, et quelquefois deux ou trois semaines. Pendant ce temps

l'utérus éprouvait une tuméfaction considérable souvent très-doulou-
reuse.

Puis tout d'un coup, survenait l'écoulement d'un liquide séro-muqueux en quantité considérable (un ou deux verres) se reproduisant
pendant plus ou moins de temps avec des intermittences variant de
quelques heures à quelques jours et très-fatigantes pour la malade
que les métrorrhagies jetaient dans un affaiblissement croissant.

Le cathéter utérin pénétrait jusqu'à 18 centimètres, pouvait tour-
ner en tous sens, ne causant ni douleur, ni hémorrhagie. Le liquide
excrété était transparent, séro-muqueux, légèrement alcalin présentant
des corpuscules d'épithélium nucléaire et des cellules épithéliales cy-
lindriques et vibratiles en très-petite quantité. Des injections intra-
utérines avec le perchlorure de fer très-étendu, l'administration du
seigle ergoté, et quelques médicaments adjuvants de ces deux moyens
principaux amenèrent la guérison, sauf la persistance d'un certain
degré d'hypertrophie concentrique de la matrice.

Courty a vu un autre exemple de cette affection rare
chez une dame de 45 ans qui, dans des conditions analogues, rendait jusqu'à un litre de liquide en une seule fois.

Il nous resterait encore, pour terminer ce qui a rapport
aux organes génitaux, à parler de certaines affections bénignes, telles que le prurit, la névralgie de la vulve, etc.,
etc. Nous dirons quelques mots de la première dans les
affections de la peau, la névralgie trouvera sa place dans
les troubles du système nerveux.

§ 2. — *Affections des Ovaires et des Trompes.*

Je ne connais pas d'exemples d'*affections aiguës ou sub-
aiguës*, de l'ovaire ou de la trompe, au moment de la cessation définitive des règles. C'est la conséquence de l'atrophie et de la déchéance physiologique de ces organes.
D'ailleurs, en dehors de l'état puerpéral, l'*ovarite* fran-
che est une affection rare. Quant à l'*inflammation de
la trompe*, c'est aussi à la suite d'accidents puerpéraux,

couches laborieuses, avortements, etc. qu'elle se développe le plus habituellement ; et dans ces cas, elle accompagne, pour ainsi dire toujours, une inflammation de l'utérus : la métrite interne. Ce que nous avons dit précédemment de cette dernière affection s'applique par conséquent à la *salpingite*.

Les affections organiques de l'ovaire ont été observées un certain nombre de fois, à la ménopause : Laissant de côté les kystes proprement dits, sur 37 observations de tumeurs solides de l'ovaire (cancers, fibrômes, sarcômes, cysto-sarcômes) rapportées par Ziembicki (1), 5 fois, ces diverses affections sont survenues chez des femmes de 40 à 50 ans, et 3 fois de 51 à 67 ans. Le pronostic de ces tumeurs est d'une extrême gravité, il n'y a pas à espérer pour elles comme pour les fibro-myômes de l'utérus, l'influence heureuse de la ménopause.

Leur diagnostic est délicat ; elles se distinguent pourtant des affections de la matrice, par l'absence de métrorrhagies, et l'indépendance entre le néoplasme et l'utérus constatée par le toucher vaginal et rectal, et confirmée au besoin par l'hystéromètre.

OBSERVATION VIII (Très-résumée).

Cysto-sarcôme presque solide de l'ovaire gauche. (Spiegelberg. Archiv. für Gynækologie, t. I, p. 71).

Madame R. G..., 49 ans, mère de 9 enfants dont le dernier a 10 ans. Ménopause depuis 1 an. Douleurs abdominales depuis plusieurs mois, première apparition de la tumeur pour la malade en août 1868.

Etat en novembre 1868. Ventre volumineux, 0,96 centim. de tour. Tumeur abdominale, dure, solide, au palper; un peu de mobilité à droite et en haut, quelques frottements. Toucher vaginal, cul-de-sac postérieur oblitéré à gauche. Mauvais état général : amaigrissement. Opération

(1) ZIEMBICKI. Essai clinique sur les tumeurs de l'ovaire. Thèse Paris, 1875.

le 1er décembre. Ascite abondante. Le trocart introduit dans la tumeur évacue à peine du liquide. Adhérence de la tumeur à la fosse iliaque gauche (arrachement, décollement et section) et à l'épiploon. A droite la tumeur est libre, mais elle plonge dans le ligament large du côté gauche et adhère à l'utérus de ce côté. On brise l'adhérence, on attire la tumeur en haut et on forme le pédicule avec le ligament large et la trompe, etc... La tumeur enlevée pèse 3 kilogrammes, elle a la forme d'un ovaire colossal. A la section, carcinôme alvéolaire, multitude de petits kystes gros comme le poing. Mort 23 heures après l'opération.

Le *cancer de l'ovaire* arrive entre 40 et 50 ans (Mauriac trad. West). On trouvera dans la thèse de Jallon que nous avons déjà citée, une observation très-curieuse de *cancer de l'ovaire et de la trompe* (1), survenue chez une femme de 45 ans, jusqu'alors d'une assez bonne santé, et qui avait eu des couches heureuses. Il y avait deux tumeurs distinctes, mais accolées l'une à l'autre, formant une masse montant jusqu'à l'ombilic, accompagnée de douleurs vives, de pertes de sang par le vagin, et d'anasarque dans les derniers temps. L'ovaire et la trompe du côté gauche étaient complètement désorganisés : leur substance était cartilagineuse, ou lardacée en certains endroits; elle contenait à l'intérieur des portions ramollies et plusieurs foyers purulents.

Les *kystes de l'ovaire*, comme la plupart des maladies utérines se développent dans l'âge d'activité des fonctions génitales, mais on peut les observer encore à un âge assez avancé; dans ce dernier cas, ainsi que l'a fait remarquer M. Cruveilhier, ils prennent rarement un grand développement et restent sous un petit volume comme frappés d'atrophie. Lorsqu'ils ont commencé pendant la période génitale et qu'ils n'ont pas déterminé d'accidents trop fâcheux, ils peuvent continuer à prendre du développement après la ménopause et devenir énormes, même chez des

(1) Loc. cit., p. 24.

femmes de 60 ans (Courty). En Angleterre, d'après le
5e rapport du « Registrar Général, » sur 100,000 décès,
1,205 ont été causés par les kystes de l'ovaire, et parmi
ces 1,205 cas, 362 avaient été trouvés chez des femmes
de 40 à 50 ans.

En 1848, à Londres, sur 44 morts par kystes ovariques,
il y avait 17 femmes dont l'âge variait entre 40 et 50 ans.

A l'histoire des kystes de l'ovaire se rattache intime-
ment la question du traitement : l'ovariotomie. Il résulte
du tableau suivant, où sont rassemblées 425 opérations
appartenant à la pratique de Spencer Wells (1) que la ménopause n'augmente pas les chances de mort de l'ovariotomie.

		Mortalité moyenne.
158 cas	au-dessous de 40 ans,	31.64
134 cas	de 40 à 62 ans,	28.35
81 cas	de 40 à 50 ans inclusivement,	28.39
52 cas	de 50 à 62 ans,	30.76

Le même auteur estime que la mortalité moyenne de
ces 300 premières opérations est de 28,33.

D'après cette statistique, l'ovariotomie deviendrait un
peu plus grave au-dessus de 50 ans, mais le serait moins
qu'au-dessous de 40 ans ?

M. Negroni (*Aperçu sur l'ovariotomie, th. de Paris* 1866)
réunissant dans son travail 524 cas d'ovariotomie provenant de sources diverses, Wells, John Clay (de Birmin-
gham), Kiwisch, etc., donne les chiffres suivants :

De 30 à 40 ans.	De 41 à 50 ans.	De 51 à 60 ans.
192 cas.	93 cas.	47 cas.
88 morts.	39 morts.	16 morts.
104 guérisons.	54 guérisons.	31 guérisons.
Mortalité p. cent :	Mortalité p. cent :	Mortalité p. cent :
45.84	41.94	34.02

(1) SPENCER WELLS. Diseases of the ovaries. Londres, 1865. — Treat-
ment of large ovarian cysts and tumours, etc., 1862. — Table of cases to
accompany, M. Sp. Well's paper on the history of ovariotomy, in Great-
Britain. Londres, 1862, etc.

M. Kœberlé (*Résultats statistiques de l'ovariotomie, de juin 1862 à juin 1868, Paris 1868, p.* 13), sur un ensemble de malades, dont l'âge variait de 17 à 72 ans, dit que :

« Les malades âgées de 30 à 35 ans ont guéri en plus grande proportion. Au-dessus de 50 ans, la mortalité a été considérable : 5 sur 7. »

Nous résumons dans le tableau suivant les principales données de sa statistique.

De 15 à 40 ans.	De 30 à 40 ans.	De 40 à 50 ans.	De 50 à 60 ans.
45 cas.	31 cas.	17 cas.	5 cas.
13 morts.	8 morts.	6 morts.	3 morts.
32 guérisons.	23 guérisons.	11 guérisons.	2 guérisons.
Mortalité p. cent :	Mort. pour cent :	Mort. p. cent :	Mort. p. cent :
28.88	25.82	35.29	60

§ 3. *Affections de la mamelle.*

La sympathie qui rattache l'utérus à la mamelle nous autorise à annexer les affections du sein aux maladies de la matrice. Le sein n'est, pour ainsi dire, que le complément de celle-ci ; au moindre appel parti de l'utérus, la glande mammaire se transforme tout entière : à la puberté elle se développe avec lui ; pendant la grossesse, elle prépare la sécrétion qui doit assurer l'existence du fœtus qu'il renferme ; au moment de la ménopause, elle décroît et s'atrophie en même temps que lui. On conçoit par là l'influence considérable que doit avoir l'âge critique sur les affections de la mamelle. Fréquemment, à la cessation, on observe un gonflement douloureux du sein, accompagné quelquefois de la sécrétion passagère, d'un liquide épais, gélatineux, qui peut sourdre par le mamelon, sous l'influence de la moindre pression. Ce gonflement produit un peu de gêne et d'engourdissement dans toute la région pectorale ainsi que dans les mouvements du bras.

Les *hémorrhagies* par le mamelon ont été signalées depuis longtemps : Ambr. Paré, Cazenave, A Puech en ont rapporté des exemples curieux sur lesquels nous reviendrons plus loin.

Tilt a vu une dame qui, plus d'un an après la ménopause, rendit toutes les trois semaines une certaine quantité de sérum rouge par les mamelons, et cela sans douleur. Le même auteur cite le fait plus curieux encore d'une dame, observée par le Dr Semple, laquelle, après la cessation, perdait tous les mois, une certaine quantité de sang par le mamelon; le phénomène persista durant cinq années. N'est-ce point là la preuve clinique de l'aphorisme d'Hippocrate : « Conclusi uteris menses ad mammas recurrunt ? »

L'influence des troubles de la menstruation sur les *tumeurs bénignes du sein*, n'est plus à démontrer : Velpeau a remarqué que les *tumeurs adénoïdes* survenaient chez les femmes mal réglées, dont les seins étaient à certaines époques le siége de phénomènes congestifs plus ou moins marqués ; on voit en effet, à chaque époque menstruelle, les femmes se plaindre de picotements, de sensation de plénitude dans le sein, qui devient un peu douloureux ou plus sensible à la pression. Les tumeurs bénignes sont fréquemment observées à la ménopause : Velpeau réunissant 281 cas d'hypertrophie, de tumeurs cystiques, d'adénômes, les classe, au point de vue de l'âge, de la façon suivante :

76 cas observés		au-dessous de 30 ans.
64	—	de 30 à 40 ans.
80	—	de 40 à 50 ans.
19	—	de 50 à 60 ans.
31	—	de 60 à 80 ans.
11	—	âge indéterminé.

La statistique de J. Birkett est moins démonstrative, sur 62 cas de tumeurs du sein, 16 seulement ont été vues de 30 à 50 ans. D'après Cadiat (1), rien n'est plus commun que de voir des *adénômes* jusque-là stationnaires pendant de longues années, subir au moment de la ménopause un accroissement considérable, et cela en quelques mois. Labbé et Coyne (2), tout en admettant l'influence de la menstruation et de ses troubles sur le développement ou l'accroissement des tumeurs bénignes de la mamelle, pensent qu'on en a exagéré l'importance; quant à la ménopause, « cette période considérée comme critique d'après une opinion généralement répandue, surtout lorsqu'il s'agit de tumeurs du sein, ne paraît pas avoir eu d'action manifeste sur le développement ou l'accroissement de ces tumeurs dans quelques cas. »

Ainsi, dans trois cas, la tumeur adénoïde s'est développée longtemps après la cessation des règles, dans une autre observation, l'adénôme qui existait depuis longtemps déjà resta stationnaire à cette période, et ne prit un accroissement nouveau que bien longtemps après.

Non seulement les adénômes restent quelquefois stationnaires à l'âge critique, mais il est encore possible de les voir diminuer considérablement, aussi Velpeau donnait-il le conseil de ne pas se hâter de les extirper, il valait mieux pour lui, attendre la cessation et intervenir si l'amélioration attendue ne survenait pas.

Les *tumeurs cystiques* seraient plus fréquentes entre 45 et 50 ans, qu'à tout autre époque de la vie de la femme (Erichsen). L'*hypertrophie de la glande mammaire* est surtout commune pendant la période d'activité utérine : sur 26 cas réunis par Labarraque, un seul a été observé à l'âge de 48 ans.

(1) CADIAT. Etude sur l'anatomie normale et les tumeurs du sein chez la femme. Th. Paris. 1875, p. 47.

(2) LABBÉ et COYNE. Traité des tumeurs bénignes du sein Paris, 1876, page 403.

Nous avons vu chez une femme, 4 mois après la suppression du flux cataménial, survenir 6 *lipômes* simultanément, le plus volumineux occupait le sein gauche, les autres étaient répartis dans différentes régions. Sur 13 *fibrômes*, Labbé et Coyne n'en ont trouvé qu'un seul de 40 à 50 ans, 12 appartenaient à des femmes au-dessous de 40 ans.

« L'âge où survient surtout le *cancer squirrheux du sein*, dit Paget, est entre 40 et 50 ans, toutes les statistiques sont d'accord sur ce point. Après 50 ans, il diminue de fréquence. »

Velpeau (1) avait fait une remarque analogue, mais pour lui l'époque de fréquence irait jusqu'à 60 ans.

675 *cas de cancers du sein.*

216 survenus de 40 à 50 ans.
229   —   de 50 à 60 ans.
108   —   de 60 à 80 ans.
68   —   de 30 à 40 ans.

B. — *Maladies générales.*

§ I. — Affections du tube digestif.

Les troubles de la digestion, au moment de la ménopause, sont des accidents les plus communs : la *dyspepsie* sous toutes ses formes, a été signalée par Chomel (2); la dyspepsie non douloureuse, avec flatulence par atonie de l'estomac, est peut-être la plus fréquente.

Les *vomissements*, la *diarrhée*, agents de dérivation natu-

(1) Velpeau. Maladies du sein et de la région mammaire, 1858, 2ᵉ édition, p. 501.

(2) Chomel. Traité des dyspepsies. Paris, 1857.

relle, sont des symptômes accoutumés. Dans certains cas, ils survenaient chaque mois très-régulièrement.

Une femme, d'après Fernel, arrivée à l'époque de la cessation, éprouvait chaque mois une tuméfaction énorme du ventre, qui ne disparaissait que par l'évacuation régulière et abondante d'un liquide séreux.

Portal rapporte le fait d'une dame frappée d'anasarque à la suite de la suppression d'une diarrhée qui revenait périodiquement, après la cessation des règles. Le flux diarrhéique est généralement séreux, quelquefois il est mélangé d'une assez grande quantité de sang noirâtre formé par des hémorrhoïdes, fréquentes chez les femmes de 40 à 50 ans. Quant aux matières rendues par les vomissements, ce sont des mucosités souvent striées de bile; les *hématémèses* sont assez fréquentes; nous en rapportons plus loin une curieuse observation recueillie dans le service de M. Millard. La perversion du goût est encore un phénomène qu'on peut observer à la cessation du flux menstruel : Esquirol cite l'exemple curieux d'une dame de 42 ans, jusqu'alors de façons distinguées et d'une conduite exemplaire, qui ressentit vers cet âge les premiers désordres menstruels, avant-coureurs de la ménopause. En même temps, elle éprouva une violente passion pour le vin et l'eau-de-vie. Pendant six ans, elle fut dans un état d'ivresse constant. Peu à peu l'écoulement des règles ayant cessé tout à fait, l'aversion des boissons alcooliques survint, et cette dame reprit ses habitudes antérieures de sobriété.

Nous avons précédemment constaté et expliqué le mécanisme de l'état congestif particulier du système de la veine porte, qu'on rencontre à l'âge de retour; les résultats de cette stase sanguine se font sentir aux deux extrémités de ce système veineux : par l'*hyperémie du foie*, par la formation de *tumeurs hémorrhoïdales*. De là, résulte cet *état bilieux* si commun chez les femmes à la cessation, qui se

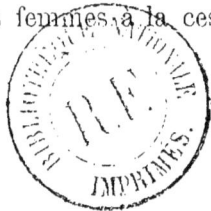

manifeste par de la dyspepsie, des vomissements de bile,
de l'ictère, et même par un gonflement du foie appréciable
à la palpation, ainsi que Aran et Bennet (1) ont pu le constater.

« A l'époque climatérique, lorsque les menstrues se suppriment, il n'est pas rare d'observer une tuméfaction hépa-
tique qui disparaît chaque fois, au bout d'un certain temps,
quand l'écoulement utérin se rétablit, et qui peut ainsi se
répéter à plusieurs reprises (2). » Mais, quand le flux menstruel est à jamais supprimé, il faut, dans certains cas,
recourir aux émissions sanguines pour triompher de cet
état pléthorique du foie. L'observation suivante en est un
exemple intéressant.

OBSERVATION IX.

Hypertrophie congestive du foie, survenue six semaines après la cessation des règles. — Guérison par les émissions sanguines (saignées répétées). John Tilt. Change of life, etc. Obs. XLVII, p. 268.

Femme de 49 ans, bonne santé antérieure, vigoureuse, mère de
13 enfants. Réglée à 12 ans, et depuis cette époque, écoulement régulier jusqu'à l'âge de 47 ans, où le flux cessa de se montrer. Six semaines après la ménopause, la peau prit une teinte jaune, et la malade se plaignit de douleurs dans la région du foie. Cet ictère fut
bientôt guéri, mais il revint assez régulièrement tous les trois ou
quatre mois. La malade devint mélancolique, elle se plaignait de ne
pouvoir ni lire, ni travailler et d'avoir de l'insomnie. Fréquentes bouffées de chaleur ou sensations de froid. Je parvins à guérir l'augmentation de volume du foie, ainsi que l'ictère par l'usage, chaque
mois de pilules bleues et d'alcalins pris pendant une semaine. Mais
comment empêcher cette congestion du foie quasi périodique ? Je pris
alors la résolution pour diminuer la congestion des organes internes
de conseiller une saignée tous les trois ou quatre mois « joints aux

(1) Traité pratique de l'inflammation de l'utérus, de son col et de ses annexes. Trad. M Peter. Paris, 1864.

(2) FRERICHS. Traité pratique des maladies du foie, etc., 2ᵉ édition. Paris, 1866, p. 212.

bains chauds prolongés. Des transpirations douces, montrèrent que le sang avait reprisson cours régulier. La santé devint bonne, et pendant les deux années qui suivirent il n'y eut plus d'ictère. »

Le même auteur rapporte un autre fait qui est la contrepartie du précédent : Une femme de 55 ans n'était plus réglée depuis l'âge de 48 ans ; vers cette époque, elle eut des hémorrhoïdes fluentes pendant six mois ; quand celles-ci cessèrent de couler, la malade fut prise d'ictère avec augmentation de volume du foie.

Les accidents hépatiques de la ménopause ne se bornent pas toujours à une simple congestion du foie, la *lithiase biliaire*, avec ses coliques douloureuses, est aussi une maladie qui coïncide souvent avec l'âge climatérique. Au surplus, les coliques hépatiques sont plus communes chez les femmes que chez les hommes ; M. Durand-Fardel (1) a établi nettement cette prédisposition du sexe féminin d'après 292 observations qui lui sont personnelles ; dans ce nombre se trouvaient 106 hommes et 186 femmes. D'après le même auteur, ce serait de 20 à 40 ans la période de fréquence des coliques hépatiques chez les femmes :

142 cas de coliques hépatiques chez la femme.

Au-dessous de 20 ans,	1	cas.
De 20 à 30 ans,	25	—
De 30 à 40 ans,	40	—
De 40 à 50 ans,	28	—
De 50 à 60 ans,	32	—
De 60 à 70 ans,	12	—
De 70 à 80 ans,	4	—

(1) DURAND-FARDEL. Traité pratique des maladies chroniques, 1868, I . pages 271 et 273.

§ II. — Phénomènes congestifs. — Hemorrhagies.

Nous avons insisté déjà bien souvent sur l'état de pléthore sanguine, l'un des faits dominants de la physiologie pathologique de la ménopause. Ce phénomène se manifeste par des troubles congestifs ou hémorrhagiques qui ont pour siége les régions les plus diverses de l'économie. Les plus fréquentes sont, avant tout, les métrorrhagies. Puis, viennent ensuite les entérorrhagies, les épistaxis, les hémoptysies, les hématémèses, etc. On a vu aussi, quoique plus rarement, de l'hématurie. Du côté des centres nerveux, ce sont surtout des troubles hyperémiques : congestion de la moelle (Ollivier d'Angers), congestions de l'encéphale Piorry, Brierre, etc.). On a encore signalé des hémorrhagies par le mamelon, le conduit auditif externe, les points lacrymaux, les alvéoles dentaires, etc.

1° *Métrorrhagie.* — Les hémorrhagies utérines ont été étudiées dans le chapitre consacré aux affections utérines : nous y renvoyons le lecteur.

2° *Entérorrhagie.* — Les écoulements sanguins, par l'extrémité inférieure de l'intestin, sont très-communs. L'habitude de la fluxion régulière vers les vaisseaux abdominaux et les organes du petit bassin, explique leur fréquence. Ils peuvent être produits par une congestion très-intense de la muqueuse, mais le plus souvent ils résultent de tumeurs hémorrhoïdales. Celles-ci sont de véritables soupapes de sûreté chargées d'atténuer la surcharge sanguine ; leur influence s'exerce directement sur le foie, dont elles tempèrent l'état congestif, résultat de la stase dans la veine porte. Mais les hémorrhoïdes peuvent aussi servir de dérivation à tout le système circulatoire : Fréd. Hoffmann (*Med. rat.*

system., t. IV, chap. 6), rapporte l'histoire d'une dame sujette aux hémorrhoïdes, en même temps qu'elle était
abondamment réglée. Cette femme, après avoir cessé
d'être menstruée, tomba un jour dans un état comateux
dont elle ne sortit qu'après avoir perdu une grande quantité
de sang par les veines hémorrhoïdales. De même que la
diarrhée, les transpirations abondantes, les vomissements
aqueux et autres agents de substitution du flux menstruel,
les entérorrhagies peuvent revêtir le caractère périodique.
Gardanne (*loc. cit.*) parle d'une dame qui eut sa cessation à
48 ans, chez laquelle il se produisit mensuellement, jusqu'à
l'âge de 75 ans, un flux hémorrhoïdal. Dans l'intervalle,
elle éprouvait des signes non équivoques de congestion du
bassin : chaleur et prurit à la vulve et à l'anus, douleurs
lombaires, etc. Menville a vu des hémorrhoïdes devenir
fluentes tous les mois, pendant dix années, à la ménopause.

Depuis longtemps Stahl (1) avait rapporté des cas analogues ; de nos jours, Gendrin (2) a ramené l'attention vers
ces faits cliniques intéressants. Tous les auteurs qui ont
écrit sur la ménopause ont signalé la fréquence et la possibilité du retour périodique des *épistaxis*.

La muqueuse pulmonaire peut également être la voie
choisie par ces flux sanguins compensateurs des règles ;
les *hémoptysies*, quoique moins communes que les hémorrhagies précédentes, ont été observées un assez grand
nombre de fois : nous en avons rapporté un fait dans l'observation II. On trouve, dans Brierre de Boismont (3)
l'histoire d'une femme « qui avait cessé de voir à 50 ans ;
l'âge critique s'annonça chez elle par un écoulement leucor-

---

(1) STAHL (G.-E.). De mensium viis insolitis. Halle, 1702.
(2) GENDRIN. Traité philosophique de médecine pratique, 1839, t. II.
(3) Loc. cit., p. 235.

rhéique et une hémoptysie abondante, qui reparut à plusieurs reprises ; dix ans après la cessation de ces phénomènes, la santé était excellente, et les fonctions pulmonaires intactes. » J. Tilt a constaté 8 fois des hémoptysies consécutives à la cessation. Dans ses *Recherches sur les maladies chroniques*, 1775), Bordeu signale des congestions pulmonaires mensuelles, avec hémoptysie, consécutives à la suppression définitive des règles.

Les *hématémèses* sont plus rares encore que les crachements de sang.

L'observation suivante en est un exemple remarquable.

OBSERVATION X.

Hématémèse supplémentaires des règles à l'époque de la ménopause. – Anémie consécutive. — Guérison. (Lorey. Des vomissements de sang supplémentaire des règles, etc. Th. Paris, 1875, p. 25).

Defréville (Sophie), 44 ans, couturière, née à Valenciennes, entre le 31 janvier 1873 dans le service de M. le Dr Millard, salle Sainte-Josephine. n° 16. C'est une malade très-intelligente et d'un tempérament nerveux. Elle est atteinte d'une scoliose avec déformation très-accusée de la cage thoracique et du tronc. Jusqu'à ces dernières années la malade a toujours eu ses règles fort régulièrement, mais depuis plusieurs mois elles ont fait défaut, et voici trois mois que la malade n'a rien vu. C'est depuis ce temps, au moment présumé de l'époque menstruelle, qu'elle est prise de malaise, d'étouffements et de vomissements de sang tantôt rouge et presque pur, d'autres fois noirâtre et mêlé à des matières alimentaires. Depuis le premier vomissement de sang, les fonctions de l'estomac s'accomplissent d'une façon fort défectueuse : inappétence, nausées fréquentes, vomissements glaireux le matin, vomissements alimentaires une heure environ après le repas, et consécutivement anémie, décoloration des conjonctives, des gencives et des lèvres, teinte pseudo-cachectique de la face, amaigrissement et perte des forces, palpitations fréquentes, sommeil agité, rêves pénibles Jamais d'œdème des membres inférieurs. En inspectant la région thoracique, on trouve au niveau du grand cul-de-sac de l'estomac, une masse assez douloureuse au toucher à surface égale, à bord inférieur tranchant. On reconnaît que cette tumeur n'est autre chose que le petit lobe du foie. Un peu plus bas sous cette tumeur, on reconnaît la présence d'une nouvelle masse, assez nettement circonscrite, dure, un peu inégale et dont la nature donne lieu à des interprétations différentes. La plupart de ceux qui suivaient le service et entre autres, un certain nombre de candidats au bureau central, pensèrent que cette malade, qui chaque mois vomissait du sang, était atteinte d'un cancer de l'estomac ; la présence d'une tumeur au niveau de la région épigastrique, les hématémèses et l'ensemble des phénomènes cachectiques présentés par la malade semblaient confirmer cette manière de voir. Mais mon maître, M. le Dr Millard, prenant en considération l'âge critique de la malade, la périodicité des hématémèses à chaque époque menstruelle, pensa que les signes de cachexie et les troubles gastriques étaient dus non pas à un carcinôme de l'estomac, mais à des *vomissements de sang, supplémentaires des règles à l'époque de la ménopause*. Il regarda l'anémie comme la conséquence immédiate de ces hématémèses et des troubles de l'estomac qu'elles avaient provoqués. Pour lui la tumeur située à gauche de la région épigastrique, au-dessous du foie, n'était autre chose que la rate déplacée, grâce à la scoliose de la malade, et aux déformations qu'avaient dû subir les cavités thoracique et abdominale. Il soumit donc cette malade à l'usage exclusif du lait, puis à un régime tonique et reconstituant, et le 31 mars suivant, elle quittait l'hôpital parfaitement guérie et ne présentait plus aucun accident gastrique. Les règles n'avaient pas reparu.

Quoique l'hémorrhagie se produise périodiquement, le sang n'est pas toujours évacué à chaque menstruation, et peut s'accumuler dans l'estomac pour n'être chassé que plus tard. Courty (loc. cit., p. 419) rapporte ce fait des plus curieux : « Je connais une vieille fille, dit-il, chez laquelle l'hémorrhagie supplémentaire se faisait pendant longtemps dans l'estomac. Mais le sang restait souvent plusieurs mois sans être rejeté au dehors. Il survenait à chaque époque des phénomènes critiques très-nets, avec troubles profonds de la digestion. Une saignée était pratiquée et provoquait des vomissements dans lesquels se trouvaient des couches superposées depuis le sang le plus pur jusqu'aux caillots les plus anciens, les plus denses ou les plus altérés, presque putréfiés. On ne peut douter, ajoute-t-il, que ces divers dépôts ne provinssent de l'accumulation successive d'hémorrhagies antérieures produites à diverses époques, qui probablement correspondaient aux époques menstruelles. »

Les *hématuries*, que Hoffmann regarde « comme résultant d'une injection des vaisseaux variqueux de la muqueuse de la vessie, produite par une sorte d'extension des hémorrhoïdes », peuvent avoir le caractère périodique pendant plusieurs années et suppléer ainsi la menstruation supprimée régulièrement (Raciborski).

Chouffe (loc. cit., p. 22) rapporte, d'après Raymond(1), un cas d'hématurie qui revient régulièrement pendant quatre mois, chez une femme de 50 ans, qui avait cessé d'être réglée depuis quelque temps.

Tels sont les siéges habituels des hémorrhagies supplémentaires de la ménopause ; mais « il n'est pas d'ouverture naturelle, presque pas de point des surfaces muqueuses ou de la peau qui n'ait donné issue au sang dans la déviation des menstrues (2). » Les régions les plus insolites (cuir chevelu, aisselles, dos, les doigts, etc) peuvent devenir le siége de ces flux compensateurs. « Les femmes, dit Chomel (3), paraissent plus exposées que les hommes à toutes espèces d'hémorrhagies, et surtout aux hémorrhagies les plus rares. » Déjà nous avons signalé plusieurs faits d'hémorrhagies régulières par les *mamelons*. Cazenave (4) a rapporté un cas d'évacuation périodique de sang par les *mamelles* et le *visage*. Il s'agissait d'une femme de 43 ans, ayant cessé d'être réglée depuis dix ans,

(1) RAYMOND. Maladies qu'il est dangereux de guérir, 1808.
(2) DÉSORMEAUX et P. DUBOIS. Dict. en 30 vol., t. XIX, p. 475.
(3) CHOMEL. Dict. en 30 vol., t. XV, p. 151.
(4) CAZENAVE. Journal de médecine de Vandermonde, 1759, t. X, p. 23.

chez laquelle survint bientôt sur toute la poitrine, une rougeur accompagnée de petits tubercules gros comme des pois, lesquels s'ouvrirent et laissèrent couler abondamment du sang pendant quelques jours. Tout disparut pour recommencer le mois suivant et cela persiste depuis fort longtemps. En outre, « il survint un tubercule à la partie moyenne de la pommette du côté gauche, lequel verse du sang en même temps et aussi longtemps que ceux de la poitrine. » Tilt cite quatre cas d'hémorrhagies par le *conduit auditif externe*. Raymond (loc. cit) dit avoir connu une demoiselle de 48 ans, qui n'ayant plus « ses ordinaires », avait tous les mois une petite perte de sang par l'alvéole d'une dent molaire qui lui manquait, elle perdait en moyenne trois onces de sang par jour ; l'hémorrhagie durait chaque fois trois ou quatre jours, et revint pendant quelques mois sans aucune autre incommodité. Ces hémorrhagies bizarres sont encore un des points qui rapprochent, comme similitude de symptômes, l'époque de la ménopause de celle de l'instauration des règles. Assez fréquemment, à la puberté ou pendant les premiers temps de la menstruation, le flux sanguin se manifeste par ces voies insolites. Ambroise Paré avait remarqué ces pertes sanguines anormales. Pour lui, les femmes pouvaient « purger leurs mois » non-seulement par la matrice, mais encore par les vomissements, les urines, etc. Sa propre femme « étant fille, au lieu d'avoir ses fleurs par lieu destiné de nature, les rendit par le nez l'espace d'un an entier (1). » Une autre femme les rendait par les mamelles en telle quantité que tous les mois elle gâtait trois ou quatre serviettes. M. A. Puech a réuni dans un tableau les sièges variés de ces déviations menstruelles, on y voit signalées, outre les régions dont nous avons parlé

(1) AMBROISE PARÉ. Edition Malgaigne, livre XIII, chap. LXII, p. 766.

déjà, des hémorrhagies par les *joues*, l'*ombilic*, les *aisselles*, les *mains*, les *membres inférieurs*. M. Jacquemier a observé des tumeurs sanguines fluctuantes, développées d'une manière périodique à la surface des cuisses. Un point qu'il importe de remarquer, c'est que ces déviations bizarres du flux catéménial se rencontrent souvent chez des femmes nerveuses, hystéro-épileptiques ; ce sont des *hémorrhagies névropathiques*, ainsi que les a appelées notre excellent maître M. le professeur Parrot (1), elles auraient pour siége les glandes qui avoisinent les cavités muqueuses ou qui font partie intégrante de la muqueuse elle-même : glandes salivaires, lacrymales, cryptes muqueuses des voies digestives (hématémèse), respiratoires (hémoptysie), etc.

Chez la malade suivante, l'hémorrhagie se faisait par une petite phlyctène située à la face inférieure de la langue, au côté gauche du frein. Ce siége insolite n'avait pas encore été signalé.

OBSERVATION XI.

(Communiquée par M. le Dr Krishaber (2). — Hémorrhagie linguale, à l'époque de la ménopause. Accidents hémorrhagiques multiples.

Mademoiselle X..., âgée de 48 ans, nous fut adressée en 1872 par notre savant maître, M. le Dr Baillarger. Au moment où nous la vîmes pour la première fois elle était atteinte d'une toux nerveuse avec des accidents névrosiques multiples ; peu de temps auparavant elle avait eu une attaque d'épilepsie à laquelle elle est sujette depuis son enfance, mais qui depuis quelques années était devenue de plus en plus rare. Mademoiselle X... était cependant atteinte de vertiges épilepti-

---

(1) PARROT. Etude sur la sueur de sang et les hémorrhagies névropathiques. *Gazette hebdomadaire*, 1859.

(2) Cette observation, que nous devons à l'obligeance de M. Krishaber, a été depuis insérée dans les Annales des maladies de l'oreille et du larynx, n° 1, 1877.

formes légers; elle avait en même temps des palpitations et des lipothymies fréquentes.

C'est dans ces conditions qu'elle fut prise un jour d'*hématémèses* violentes avec fièvre et agitation; elle avait 120 pulsations et sa prostration était aussi grande qu'elle avait été subite. Il n'y avait pas de vomissements d'aliments. L'auscultation ne me révélait pas le moindre indice d'une maladie pulmonaire; sa voix en outre était sonore et claire, et la toux elle-même avait complètement cessé depuis quelques jours. Le sang rejeté par la bouche était épais, noirâtre, assez abondant, et il arrivait dans la bouche par régurgitations et sans aucun effort. J'appris alors que mademoiselle X... était mal réglée depuis environ un an et que l'année précédente elle avait été pour la première fois de sa vie, sujette à des hémorrhagies nasales. L'hématémèse cessait du reste spontanément après quelques jours en diminuant progressivement; les battements tumultueux du pouls s'apaisaient, les forces revenaient aussi rapidement qu'elles avaient disparu, et tout rentrait dans l'ordre sans laisser de traces.

« Plusieurs mois se passèrent ainsi, lorsque mademoiselle X... fut prise d'accidents d'un autre aspect. Cette fois c'est la turgescence et la bouffissure de la face qui apparaissaient à l'époque menstruelle. Cette bouffissure était beaucoup plus prononcée du côté droit que du côté gauche; une plaque d'un rouge sombre cuivre, recouvrait la joue droite, et la paupière tellement gonflée que l'œil était presque complètement invisible. La joue était chaude au toucher et la rougeur disparaissait à la pression. Cette fois mademoiselle X... n'avait pas de fièvre, elle restait debout et n'était la gêne qui lui était causée par cet accident nouveau, elle avait gardé toute l'intégrité de sa santé ordinaire, sauf un certain degré d'insomnie, à laquelle elle était d'ailleurs sujette. Cette turgescence de la face durait environ une dizaine de jours, mais reparaissait fréquemment dans le courant de l'année où elle avait apparu, et l'année suivante (1873-1874). Les attaques d'épilepsie n'avaient plus reparu, mais il y a un an, les époques menstruelles ayant à peu près cessé complètement, mademoiselle X... fut prise subitement d'une hémorrhagie linguale et gingivale. Cet accident se produisait pour la première fois et était d'autant plus remarquable que mademoiselle X... avait les dents et les gencives en excellent état et que sur aucune partie de la muqueuse buccale je ne pus constater la moindre trace d'érosion. Toutefois en soulevant la langue je vis à côté du frein à un centimètre environ de la pointe une petite élévation grisâtre sans déchirure apparente. Mademoiselle X... me

Barié.   8

déclarait que le sang était venu de ce point et qu'elle y avait ressenti une sensation de brûlure. Pendant toute l'année qui suivit cet accident, il n'y en eut pas de semblable ; le sang menstruel apparaissait à des intervalles irréguliers et éloignés, mais seulement sous la forme de quelques traces insignifiantes lorsqu'au mois de décembre 1876 l'hémorrhagie linguale reparut.

« Mademoiselle X... a actuellement 52 ans, elle est maigre, d'apparence chétive, tout en ayant les joues légèrement colorées. Je la vis huit ou dix heures après l'hémorrhagie et voici ce que j'ai constaté : à la face inférieure de la langue du côté gauche du frein, et parallèle à celui-ci, se trouve une phlyctène de forme allongée d'environ 0,015 millimètres de long sur 0,004 millimètres de large, d'aspect grisâtre, douloureuse au toucher et donnant en outre à la malade la sensation d'une brûlure étendue dont elle se plaint vivement. La quantité de sang qu'elle avait perdu par cette phlyctène pouvait être évaluée environ à 40 grammes, mais il m'a été impossible de découvrir sur l'épithélium soulevé une déchirure. Les gencives n'avaient pas saigné cette fois.

« J'ajouterai encore que le vertige épileptique est très-accusé chez mademoiselle X..., depuis quelques semaines, sans avoir donné cependant lieu à des pertes complètes de connaissance. De plus la petite ulcération de la langue ne saurait être rapportée à une morsure épileptique, car jamais mademoiselle X... n'a eu de convulsions des muscles masticateurs. »

§ III. — Maladies de la peau.

Les affections de la peau, au moment de l'âge critique, sont assez fréquentes ; sans parler de troubles fonctionnels tels que : bouffées de chaleur, transpirations abondantes, qui ne manquent pour ainsi dire jamais, on a pu observer des affections plus sérieuses : érysipèles périodiques, eczémas, etc.

On pourrait encore, dans la répétition des mêmes accidents du côté de la peau, à la puberté et à l'âge de retour, trouver une preuve nouvelle de l'analogie entre les diverses perturbations qui caractérisent ces deux époques : Alibert a vu des affections cutanées apparaître deux fois seulement dans la vie ; la première, avant l'instauration des règles ; la seconde, au moment de la ménopause. L'acné, si fréquente au moment de la puberté (acne juvenilis), augmente à l'époque de la cessation des règles (Hardy), etc. Sans parler du prurigo et du prurit vulvaire ou anal, l'affection la plus commune à la cessation est l'eczéma (Erasmus Wilson). Devergie, précisant davantage, cite : « l'eczéma des oreilles et celui du cuir chevelu, eczéma du bout des seins, l'intertrigo du sein, celui des aînes et des cuisses » (1).

Nous avons pu vérifier cette remarque chez 2 femmes de 48 ans et de 51 ans, pendant notre internat à l'hôpital Saint-Louis. Toutes deux avaient été prises, six à huit mois après la cessation de leurs règles, d'eczéma de la tête très-confluent, surtout autour et sur le pavillon de l'oreille. Nous regrettons de ne pouvoir rapporter leur histoire complètement, mais ces deux femmes ayant été vues seulement à la consultation, nous n'avons pu prendre leur observation avec détail.

Chez la malade dont l'histoire va suivre, les lésions étaient localisées aux pieds et aux mains.

OBSERVATION XII.

Eczéma chronique des pieds et des mains, paraissant lié à la ménopause. — (Danlos. Etude sur la menstruation, son influence sur les maladies cutanées. Th. Paris, 1874, p. 47).

Marianne B., concierge, 50 ans, entrée salle Ste Foy, hôpital St-Louis, service de M. Lailler, le 25 juin. Rien à noter dans l'apparence extérieure. Pas traces de maladie constitutionnelle, de scrofule ni de syphilis. Pas de manifestations morbides du côté de la peau avant l'année dernière. A cette époque, avant que les règles ne se supprimassent définitivement, au moment de la perturbation menstruelle qui signale habituellement l'âge critique, la malade a vu se développer d'abord au pied et à la main gauche, puis neuf ou dix mois après, à la main et

(1) DEVERGIE. Traité pratique des maladies de peau, 1854, p. 26.

au pied droit, une éruption circonscrite d'éczéma. Pas d'autre cause à signaler que l'influence de l'âge critique. Toute sa vie la malade a légèrement transpiré des pieds ; la transpiration ne s'est nullement modifiée quand est apparu l'éczéma. Aujourd'hui, aux deux mains, l'éruption est insignifiante. Pas de suintement ni d'exfoliation ; tout se borne à un peu d'épaississement de la peau, qui est d'une teinte, plus foncée et parcourue par quelques fissures. Au pied droit l'éczéma à peu près guéri ne s'accuse plus que par une coloration plus animée des parties anciennement malades. A gauche, lésions profondes occupant à la fois le dos du pied et la face plantaire. Sur la face dorsale, large plaque d'eczéma sec, rougeur, exagération des plis, exfoliations, quelques croûtelles. Au côté interne, eczéma suintant avec fissures et concrétions croûteuses. Sous la plante du pied même éruption. Sous le talon eczéma corné.

Démangeaisons vives, grattages. De temps en temps, poussées aiguës avec rougeur et suintement. Elles durent peu de jours et ne s'accompagnent d'aucun phénomène morbide du côté de l'utérus. Santé générale bonne, fonctions digestives régulières. Souvent bouffées de chaleur vers la face, sueurs, vertiges, etc. Pas de pertes blanches. Un peu de développement des capillaires cutanés des joues et du nez. Cet état est fort ancien ; il n'a pas augmenté à l'époque de la ménopause.

Cette malade fut traitée par l'enveloppement et plus tard par le goudron. Elle sortit sur sa demande le 9 juillet, complétement guérie. »

L'*acné rosacée*, la *couperose*, rares dans la jeunesse, sont d'une fréquence extrême chez les femmes de 40 à 50 ans ; l'*urticaire,* moins commun, s'y rencontre également. Les deux premières sont entretenues par l'état congestif de la face, consécutif aux bouffées de chaleur incessante vers la figure. Béclard (d'Angers) (1) rapporte plusieurs faits d'éruptions croûteuses à la ménopause ; « elles sont, dit-il, vraisemblablement produites par un reflux de sucs lymphatiques qui s'évacuaient par la matrice. » Le même au-

---

(1) BÉCLARD (d'Angers). Sur les maladies auxquelles les femmes sont exposées à la cessation des menstrues, etc. Th. Paris, Prairial AN X, pages 59 et 60.

teur rapporte une curieuse observation d'*urticaire chronique* :

« Une dame, durant deux années, au moment de la cessation définitive des règles, eut une éruption de boutons rouges gros comme une lentille, dont l'éruption, accompagnée de prurit, se faisait la nuit, pour disparaître au jour par une transpiration abondante. »

La plupart des auteurs pensent que, dans certains cas, il est bon de ne pas supprimer entièrement certaines affections cutanées chroniques, auxquelles l'organisme semble habitué; en agissant autrement on expose le malade à des complications graves vers les muqueuses : angines, aphthes, catarrhe pulmonaire, broncho-pneumonie, asthme, etc. Rayer (1) insiste sur ce point; pour lui, à l'âge de retour, « les inflammations chroniques de la peau, indépendantes de cause externe, doivent être souvent respectées, quelquefois modérées, rarement guéries. » Ces préceptes devront être la règle de conduite de ceux qui, avec Bazin, considèrent le cancer comme la terminaison naturelle de l'eczéma.

L'*érysipèle* paraît être assez fréquent au temps climatérique; Tissot cite une dame chez laquelle un érysipèle de la face survint quinze fois pendant les deux années qui suivirent la ménopause; il devint moins fréquent dans celles qui suivirent, et ne se montra plus qu'une seule fois dans le cours de la cinquième année.

Béhier (Clinique, 1864) a rapporté une observation d'*érysipèle de la face supplémentaire, consécutif à la ménopause*. Il s'agissait d'une femme de 54 ans chez laquelle, au moment où s'établit la cessation des règles, l'écoulement menstruel fut, à des époques exactement correspondantes, rem-

---

(1) RAYER. Traité théorique et pratique des maladies de la peau. 1835 t. I, page 40.

placé par des érysipèles de la face. Les phénomènes généraux ne furent pas sans gravité, et presque toujours ca-
ractérisés par du coma. — Gendrin, Chomel et Blache (1)
ont signalé plusieurs cas analogues. — Une femme âgée de
45 ans, n'ayant jamais eu d'érysipèle, a cessé de voir depuis deux ans. A partir de cette époque elle a eu onze érysipèles de la face (Rocque, *loc. cit.*). — Quelquefois on aurait vu survenir, à cette époque, des affections de la peau
d'un pronostic sérieux. D'après Alibert, le cancer cutané
reconnaîtrait souvent la ménopause pour origine : « La
circonstance de la suppression des règles est souvent celle
qui amène le développement de ce genre de maladie si
redouté. Tant que le sexe de la femme conserve encore un
reste d'activité, le mouvement du levain cancéreux se
dirige spécialement vers l'utérus et les mamelles; quand
la vieillesse arrive ou qu'elle est avancée, ce levain prend
habituellement la route de la peau. » Les *sueurs profuses*
peuvent être généralisées ou localisées en certaines régions :
face, épigastre. Chez une femme de 60 ans, dont la ménopause était survenue à l'âge de 43 ans, les transpirations
étaient tellement abondantes, que les draps de son lit étaient
mouillés à tordre.

Le *prurit des parties génitales* s'observe communément
au retour d'âge; il peut dépendre simplement de la pléthore
généralisée aux organes péri-utérins, ou bien il est consécutif à des poussées eczémateuses au pourtour de la vulve.
Le plus souvent, il n'a d'autre inconvénient que de produire
des démangeaisons fort vives capables d'empêcher le sommeil; quelquefois aussi cette affection toute locale et bénigne
en apparence, est une des premières manifestations d'une
maladie grave : le diabète sucré. C'est pourquoi, suivant le

---

(1) CHOMEL et BLACHE. Diction. en 30 vol., t. XII, p. 232, — et Chomel,
Gazette des hôpitaux, 1842.

conseil de Trousseau (1), on ne devra jamais négliger l'examen des urines chez des femmes « commençant à avancer en âge, qui se plaindront de démangeaisons vives de la vulve et de son pourtour. »

Rayer, Grisolle, Leroy de Méricourt, Brierre de Bois-mont, et d'autres auteurs, ont signalé depuis longtemps des faits singuliers de coloration noirâtre ou bleue que prend la peau dans certains cas de suppression brusque de l'écoulement menstruel : le sang n'étant plus évacué, subirait une modification profonde dans sa composition, en vertu de laquelle l'hémoglobine se transformerait en gra-nulations pigmentaires, pour aller ensuite s'accumuler sous la face profonde du tégument. Ainsi s'expliquerait, pour quelques médecins, la coloration brune que prend la peau de certaines régions (aréole du mamelon, ligne blan-che, front, etc.) chez la femme enceinte. Nous n'avons pas à examiner cette question, qui est plus complexe qu'elle ne le paraît; nous dirons seulement que, chez certaines femmes arrivées à l'âge critique, l'enveloppe cutanée a semblé prendre une *coloration pigmentaire* très-caracté-risée. C'est du moins ce qui résulte de l'observation sui-vante.

OBSERVATION XIII.

Mélanose cutanée, liée probablement à la ménopause. (Lyons. Dublin Hosp. Gaz., mai 1858, t. V, p. 147).

Une dame de 57 ans, mère de famille, d'une constitution robuste et d'une santé excellente antérieurement, cessa d'avoir ses règles il y a 1 ou 2 ans environ. Bien qu'ayant toujours habité la campagne et vécu dans d'excellentes conditions hygiéniques, elle remarqua qu'elle mai-grissait, qu'elle perdait l'appétit; ses forces diminuaient bien qu'elle ne présentât aucun signe de maladie organique. C'est dans ces condi-tions qu'elle vint me consulter à Dublin. Cette malade présentait une

(1) TROUSSEAU. Clinique de l'Hôtel-Dieu, 1873, 4ᵉ édit., p. 782, t. II.

dyschromie particulière ayant envahi toute la peau, mais surtout très-prononcée sur les mains, les doigts et les cuisses. Comme elle avait des habitudes de propreté extrême, elle remarqua que son linge se salissait très-rapidement comme s'il avait été saupoudré de suie ; ses mains et surtout le bout des doigts étaient manifestement noircis, mais non d'une façon uniforme. Plus de vingt fois par jour elle se lavait les mains, et cependant elles restaient noircies comme si la malade eût manié du charbon toute la journée. Ce phénomène s'accompagna bientôt de l'apparition de petits dépôts purulents très-superficiels, à l'extrémité des doigts. En outre le pouls était petit, la langue sale ; l'exploration la plus attentive ne montrait pas la moindre trace de maladie organique. Je traitai cette malade par un régime substantiel, du vin, des toniques puissants et de l'iodure de potassium. Au bout de 6 semaines à deux mois la malade était en pleine convalescence, les forces étaient revenues, la pigmentation diminua peu à peu mais ne disparut jamais entièrement. Depuis lors, la santé est restée parfaite. »

La guérison de la malade, la disparition presque complète du pigment, etc., montrent que nous n'avons pas affaire ici à un cas de maladie d'Addison. Comment interpréter ce fait ? Antérieurement, le Dr Banks avait publié dans le même journal, 12 cas de pigmentation de la peau survenue chez des femmes de 15 à 23 ans, à la suite de troubles menstruels ; l'auteur de l'observation s'appuyant sur eux, se demande si, chez sa malade, l'excrétion du pigment ne pourrait pas être regardée comme un effort de la nature pour continuer l'élimination constitutionnelle.

On a encore signalé des éruptions de *furoncles* et l'apparition de *lipômes* multiples sous-cutanés ; enfin, dans quelques cas rares, l'*érythème noueux*, qui survient surtout après la suppression brusque des règles, durant la période d'activité sexuelle. Tilt a signalé des cas d'*onyxis* : tantôt les malades n'éprouvaient que de vives douleurs sous les ongles des doigts ; tantôt (4 cas) il y avait chute complète de l'ongle.

Ces diverses affections établissent qu'il existe un lien
étroit entre le système cutané et les organes de la génération chez la femme : la suppression du rôle physiologique
de l'utérus est compensée par une suractivité mal dirigée
dans les fonctions du tégument ; ces eczémas, ces furoncles
sont des tentatives de la nature pour continuer, par la peau,
l'élimination périodique.

§ IV. — TROUBLES DES ORGANES DES SENS.

Les troubles des organes des sens, observés à la cessation des règles, dépendent tous, ou bien de l'état pléthorique général, ou de la surcharge nerveuse si manifeste à
cette époque de la vie féminine. Au premier, nous rappor-
terons les cas de cécité et de surdité passagères qu'on a vus
quelquefois chez des femmes de 40 à 50 ans ; la pléthore
nerveuse nous donnera la clé de certains troubles dans le
fonctionnement de l'organe de la phonation.

Brierre de Boismont a recueilli l'observation d'une malade de Boyer : cette dame, âgée de 45 ans, étant proche
de la ménopause, fut frappée brusquement de *cécité* qui
persista pendant quatre jours, après quoi tout rentra dans
l'ordre. Boyer n'hésita pas à attribuer cet accident à des
phénomènes congestifs liés à la cessation ; d'ailleurs, cette
dame qui, dans l'avenir ne fut sujette à aucun trouble de
la vision, resta pendant longtemps sous le coup d'étourdissements fréquents.

On pourrait rapprocher ce fait d'une observation analogue publiée par Galezowski (1), dans laquelle une dame,
habituellement bien menstruée, n'ayant pas revu ses règles
depuis un accouchement, perdit peu à peu complètement

(2) GALEZOWSKI. Gazette des hôpitaux, mars 1864.

la vue. L'ophthalmoscope montra une congestion légère
des papilles optiques, avec absence d'affection cérébrale.
Une application de sangsues à la vulve fut ordonnée, et le
lendemain la malade avait recouvré la vue. — Desmarres
a signalé des cas semblables.

Tilt (*loc. cit.*, p. 216) a constaté, à la ménopause, 10 cas
de *surdité* temporaire, provoquée ou aggravée par la cessation des règles, et un cas de surdité permanente. L'absence complète de détails sur ces malades nous fait accepter ce dernier cas avec réserve ; quant à la surdité passagère, elle a pu être causée par une congestion extrême,
avec gonflement et catarrhe léger de la muqueuse de la
trompe d'Eustache.

Les troubles de la voix, l'*aphonie*, sont dus vraisemblablement à un spasme, ou à une paralysie des nerfs moteurs
de l'appareil vocal. On sait que l'hystérie et quelques autres
névroses, déterminent des spasmes et des contractures de
l'appareil musculaire ; les muscles du larynx ne sont point
soustraits à cette influence ; de là, ces modifications si
bizarres de la voix chez certaines hystériques. Quoi de
surprenant, qu'au moment de la ménopause, quant tout
le système nerveux de la femme est dans une excitation
plus ou moins permanente, que les mêmes accidents laryn-
gés se produisent à nouveau ?

Ces aphonies nerveuses, d'ordre réfiexe, sont, d'après
Jaccoud (1). engendrées presque exclusivement par la
matrice et ses affections.

Ces différents troubles des organes des sens étant rares,
ou tout au moins de courte durée, on trouve fort peu de
documents sur cette question ; l'observation suivante est
la seule que nous croyons devoir rapporter ; elle est assez
complète, et mérite d'attirer l'attention.

(1) Jaccoud. Appendice au traité de pathologie interne, 1877, p, 81.

Observation XIV.

Résumée). Aphonie nerveuse, au moment de la ménopause. — (Portal), Mémoire sur la nature et le traitement de plusieurs maladies. — Paris 1800, p. 110, obs. I.

Une femme de 43 ans, très-maigre, d'un tempérament vif et excitable, me fut adressée pour lui donner mon avis sur un accident survenu à sa voix : il était tel que cette femme ne pouvait parler à volonté, elle faisait des efforts inutiles pendant quelques [minutes pour trouver la parole, mais ayant une fois commencé à parler, elle ne pouvait se taire que très-difficilement, souvent elle parlait ou rendait des sons les plus extraordinaires sans le vouloir, et presque toujours lorsqu'elle était profondément occupée de quelque idée, il lui était impossible de ne pas l'exprimer par la parole. Mais dans ce cas, au lieu des sons en quelque sorte monotones qui forment le ton naturel de la conversation, elle n'en rendait que de très-discordants, passant du plus aigu au plus grave avec plus ou moins de précipitation, souvent avec des sons intermédiaires plus ou moins continus, ce qui faisait que sa voix ressemblait tantôt à celle d'un chien qui aboie, tantôt à celle d'un loup qui hurle.

Cette femme désolée vint me consulter; arrivée chez moi elle ne put d'abord proférer un seul mot ; quelques instants après, ayant fait effort pour rompre le silence, elle commença à parler, mais d'une manière si étrange, haussant et baissant la voix si diversement et si rapidement, qu'elle rendait les sons les plus discordants : durant 5 ou 6 jours je la vis assez pour me convaincre qu'elle jouissait de toute sa raison et qu'elle n'employait aucune fraude pour me tromper. Je jugeai que cette maladie était l'effet d'une convulsion des muscles de la voix et de la parole. Au bout de plusieurs mois de traitement, la voix devint moins irrégulière et finit par revenir à son état naturel. En considérant les mouvements du larynx je vis qu'ils étaient précipités et fort grands. Le larynx parcourait l'espace d'un pouce environ : la moitié en montant, l'autre moitié en descendant, et cela avec une telle rapidité que l'œil pouvait à peine en suivre les mouvements ; il en résultait que le canal de la trachée-artère, celui de l'arrière-bouche étaient tantôt raccourcis et tantôt allongés. Il devait en résulter que cette irrégularité de contraction et de relâchement des muscles, ceux destinés à étendre les cordes vocales et à les rapprocher pour rendre l'ouverture de la glotte plus ou moins étroite, agités par des spasmes, devaient produire des sons plus ou moins aigus ou graves, plus ou moins forts, plus ou moins irréguliers.

On ne peut douter que cette maladie n'ait été l'effet de convulsions des muscles de la voix, la femme me paraissait disposée aux convulsions, car son pouls était petit et serré, dur et inégal. Elle était en mouvement continuel, ne reposait ni jour ni nuit, mais surtout elle était dans ce temps où les femmes éprouvent dans l'organe qui influe tant sur les nerfs, des affections qui se font ressentir, particulièrement sur ceux de la voix. »

Ces troubles vocaux étaient entretenus par un état spasmodique intermittent des muscles intrinsèques du larynx ; il se produisait là, en quelque sorte, de véritables convulsions à type clonique. A certains moments, il y avait aphonie complète, correspondant sans doute à un relâchement absolu des cordes vocales : puis la voix revenait, passant alternativement du timbre le plus grave au timbre le plus aigu, phénomène causé sans doute par une inégalité de tension des cordes. Ce dernier processus répond exactement à ce que Jaccoud appelle *dysphonie*, *voix bitonale*, dénominations qui conviendraient mieux à cette observation, que le terme beaucoup trop général d'aphonie.

La malade était d'un tempérament nerveux, il importe de le remarquer, car ces accidents ne semblent se produire que chez des malades sous le coup du nervosisme. — Le pronostic de pareilles affections n'est pas grave, en ce sens qu'elles guérissent le plus souvent quand la femme devient plus âgée. Dans certains cas, elles sont restées rebelles pendant fort longtemps aux divers moyens employés pour les combattre.

Chez quelques femmes la ménopause, loin de provoquer des perturbations fonctionnelles, aurait produit une amélioration de la vue et de l'ouïe (Raciborski).

§ V. — AFFECTIONS DIVERSES.

Reins. Vessie. — Tandis que chez les hommes au-dessus de 40 ans, les affections de la vessie et de l'urèthre sont extrêmement fréquentes, chez les femmes, pendant la même période, elles sont rarement observées. Nous avons déjà parlé des *hématuries*, ce sont des accidents peu communs. Il en est de même de la *lithiase rénale* plus rare que la *lithiase biliaire*. Les *urines*, si l'on en croit certains auteurs, seraient plus abondantes, en outre elles renfermeraient, pendant les premiers mois qui suivent la ménopause, une plus grande quantité de sels qu'à l'état normal ; en sorte que les voies urinaires seraient chargées d'une sorte d'évacuation critique, supplémentaire des règles.

Poumons. — Le *catarrhe bronchique*, l'*emphysème*, l'*asthme*, résultent directement de l'approche de la sénilité, et sont au moins aussi fréquentes, si ce n'est plus, chez les hommes du même âge. Bordeu, cependant, signale des bronchites chroniques nées au moment de la cessation, et causées par elle?

Cœur. — Je ne sache pas qu'on puisse rapporter à la cessation des règles aucune affection cardiaque ; toutes celles qui n'ont pas pour origine une attaque antérieure de rhumatisme articulaire aigu, la variole, la dothiénentérie, sont produites par les altérations athéromateuses de l'endocarde, conséquence de la sénilité.

La *surcharge graisseuse du cœur* coïncide souvent avec un état adipeux généralisé, mais elle s'observe également chez les hommes à la même période.

Enfin, on a encore cité certaines affections dont le rapport avec la ménopause me semble des moins démontrés, ce sont les *déviations spinales* (Brierre), l'*hypertrophie de la glande thyroïde* (Tilt), etc. Il nous suffira de les signaler.

§ VI. Maladies du système nerveux.

I. État nerveux. — « Presque toutes les femmes, dit Sandras, qui arrivent à l'âge de retour, passent par l'état nerveux à différents degrés. Cet état se montre grave quelquefois, surtout chez les personnes sanguines et nerveuses. La durée en est en général indéterminée. Tantôt c'est l'affaire de quelques mois, tantôt les troubles durent des années » (1). Cet *état nerveux chronique*, à formes vagues et fugaces, est peut-être, ainsi que nous l'avons déjà fait remarquer, l'accident le plus commun de l'âge critique ; sur cinq cents femmes parvenues à la ménopause, Tilt l'a constaté quatre cent cinquante-neuf fois. Il se manifeste surtout par des migraines, des spasmes, de l'œsophagisme, de la dyspnée, des points douloureux, des palpitations cardiaques, des sensations de froid, de fourmillements, etc. Ce nervosisme ne semble-t-il pas, par son apparition au moment de la suppression définitive des règles, justifier pleinement le vieil adage : « Sanguis moderator nervorum ? » Les *névralgies* sont fréquentes ; Romberg, Axenfeld avaient signalé leur coïncidence avec l'arrêt d'un flux sanguin, menstruel ou hémorrhoïdaire. « La suppression du flux menstruel... agit en provoquant dans l'économie des mouvements congestifs qui, se fixant sur certaines parties du corps, déterminent des névralgies congestives (2). » On a cité principalement la névralgie de la mamelle (Ast, Cooper, Velpeau), lombo-abdominale, et, par dessus tout, celle de la région vulvaire. On a signalé également des névral-

(1) C. Sandras. Traité pratique des maladies nerveuses. Paris, 1851, t. I, p. 63.
(2) Rigal. Causes et pathogénie des névralgies. Th. agrégat., 1872, page 48.

gies lombo-utérines, et M. Marrotte (1) dit qu'elles peuvent être la cause des métrorrhagies abondantes, mais ces
faits s'observent plus fréquemment pendant la période
d'activité utérine qu'au moment de la cessation des règles.
Nous n'insisterons pas sur les névropathies protéiformes
de la ménopause ; elles ne sont pour la plupart que des manifestations différentes d'une même maladie : l'hystérie.

II. NÉVROSES. — 1° *Hystérie.* — La production d'accès
complets d'hystérie par la pression sur la région ovarienne
a établi péremptoirement le lien étroit qui existe entre les
organes générateurs de la femme et les accidents hystériques (expériences cliniques de Schutzenberger (2) et de
Romberg). Depuis, des faits nouveaux ont montré que des
pressions dans des régions autres que celle de l'ovaire,
telles que l'épigastre, la colonne vertébrale, pouvaient
provoquer également des attaques. Mais si les organes de
la génération ne sont pas le point de départ unique de
l'hystérie ; ils n'en conservent pas moins un rôle pathogénique évident. Toutes les perturbations qui surviennent
dans les fonctions utéro-ovariennes sont des causes pro-
ductrices de cette névrose. L'influence de la puberté, de la
conception, de l'état puerpéral, de la lactation est établie ;
celle de la ménopause est plus discutée.

Personne aujourd'hui n'est de l'avis de Gardanne (loc.
cit.), qui regardait l'hystérie comme la plus fréquente des
maladies de l'âge de retour ; on ne peut guère accepter non
plus l'opinion de Grisolle (3) : « Après avoir cessé ou ne
s'être reproduite que de temps en temps, elle revient souvent avec une nouvelle force vers l'âge critique. » La plu-

(1) MARROTTE. Archives de médecine, 1860, t. XV.
(2) SCHUTZENBERGER. Gazette médicale de Paris, 1846.
(3) GRISOLLE. Patholobie interne, t. II, p. 840.

part des auteurs admettent qu'il est plus commun, à la ménopause, de voir *diminuer* ou même *cesser* les attaques d'hystérie vraie. (Vigarous (1), Dubois d'Amiens (2), Hardy et
Béhier, Brierre de Boismont, Landouzy, etc.). Axenfeld (3)
dit que, de 40 à 60 ans, elle est réduite à une proportion
très-faible. Cependant « il est impossible de méconnaître
que l'hystérie survient quelquefois à cette époque, sans
s'être jamais manifestée auparavant et sans autre cause
que l'âge critique (4). » Telle est également l'opinion de
Brachet (5), qui admet la possibilité du début des attaques
hystériques au moment de la cessation définitive des règles.
Quand l'hystérie survient à cette époque, on peut, d'après
Landouzy, la rapporter, soit à l'extinction de l'hémorrhagie périodique, soit à des troubles amenés dans l'innervation génitale par la cessation des fonctions utérines, soit
enfin aux trouble moraux, par suite de l'abandon où les
femmes se croient plongées. Ces différents modes d'action
peuvent s'exercer isolément, mais le plus souvent ils agissent simultanément. Quoi qu'il en soit, on observe plutôt
des accidents hystériformes que l'hysterie véritable : Les
Viscèralgies sont fréquentes : spasme de la glotte, hépa-
talgie etc. Les cas d'hystérie *née* au moment de la
cessation, sont exceptionnels. Sur 19 femmes atteintes
de cette affection nerveuse, Beau n'en a trouvé qu'un seul
cas ; dans une statistique très-étendue portant sur 259 hystériques, Briquet (6) n'a vu que 6 fois seulement l'apparition de la névrose au temps critique ; pour lui d'ailleurs,
la mentruation normale ou pathologique ne doit être con-

(1) Vigarous. Traité des maladies des femmes, 1801, t. 1, p. 468.
(2) Dubois (d'Amiens). Hist. philosop. de l'hypoch. et de l'hystérie.
Paris, 1837.
(3) Axenfeld. Path. de Requin. Des névroses, p. 640, 1863.
(4) Landouzy. Traité complet de l'hystérie. Paris, 1846, p. 196.
(5) Brachet. Gazette des hôpitaux, octobre 1840.
(6) Briquet. Traité clinique et thérapeutique sur l'hystérie. Paris,
1859, p. 149.

sidérée comme prédisposition que chez les 3[8 environ des hystériques.

Sur 351 cas d'hystérie avec accès convulsifs, 25 cas seulement ont été observés après 40 ans (Landouzy). De même, d'après cette statistique, l'hystérie avec *attaques* est très-rare avant la puberté. En rassemblant 854 faits de Georget, Briquet, Beau et Landouzy, on peut, au point de vue de l'âge, les répartir de la façon suivante :

De 10 à 25 ans 574 cas (dont 259 de 15 à 20 ans).

De 40 à 50 ans 21 cas.

Les observations qui établissent le rôle pathogénique de la ménopause sur la production d'accès d'hystérie vraie sont très-peu nombreuses et encore la plupart incomplètes et sans valeur, ne méritent pas d'être rapportées ici. Les deux qui vont suivre, quoique fort courtes, nous semblent assez démonstratives.

OBSERVATION XV.

(Landouzy. Loc. cit., obs. IV, p. 328).

Femme veuve de 52 ans, étouffements, irascibilité. Constriction à l'estomac, bouffées de chaleur, pleurs involontaires. Douleurs à la gorge. Mouvements spasmodiques. Diminution des accidents à l'aide des soins hygiéniques, réapparition sous l'influence de causes morales ou de variations atmosphériques.

OBSERVATION XVI.

Hystérie simple, non convulsive, consécutive à la ménopause.
(Landouzy. Loc. cit., p. 327, obs. I).

Femme veuve de 56 ans. Oppression continuelle, sensation permanente d'un obstacle qui monte de la région épigastrique à la gorge, et que la malade attribue à la présence du ver solitaire. Cathétérisme œsophagien. Inefficacité des moyens employés. »

Nous pensons qu'on doit rattacher à l'hystérie, la névropathie singulière dont le récit va suivre. Il s'agit d'une femme de 44 ans, très-nerveuse, dont l'âge critique s'annonçait par des irrégularités menstruelles.

Barié. 9

OBSERVATION XVII (Résumée).

Spasme simultané de la glotte et du diaphragme chez une femme
de 44 ans. (Marrotte. Gazette des hôpitaux, 1854, p. 525.)

La malade déjà dans le service, à l'hôpital de la Pitié, pour des
douleurs articulaires, est prise subitement un matin, de spasmes des
organes de la respiration. Elle éprouvait tout à coup une sensation de
douleur et de constriction circulaire à la base de la poitrine, la respiration se suspendait un moment, puis venaient des efforts considérables
d'inspiration et d'expiration accompagnés de sifflement laryngien plus
fort dans l'inspiration. Celle-ci s'exécutait d'une manière brusque,
accompagnée d'une dilatation exagérée de la base de la poitrine. Par
moments le rhythme respiratoire était changé et les intervalles parfois
plus longs, entre chaque inspiration ; à d'autres instants il y avait de
véritables signes d'asphyxie, le visage, les lèvres prenaient une teinte
cyanosée. Pas de convulsions des membres. A l'auscultation, on ne
percevait que des bruits d'expansion pulmonaire, plus rudes. Pendant
la durée de quelques accès, la compression sur le trajet des nerfs
pneumo-gastriques au niveau du bord supérieur du cartilage thyroïde
diminuait l'intensité du spasme, qui augmentait aussitôt la compression cessée. Quelquefois on a observé des mouvements de déglutition
pénibles.

A la fin de l'accès, les inspirations devenaient plus sonores et plus
accélérées, les mouvements spasmodiques s'arrêtaient subitement, et
la respiration redevenait normale, le tout accompagné d'une grande
fatigue et de douleur à l'épigastre. Ces accès duraient un quart de
minute, quelquefois même deux ou trois minutes. Ils se sont
calmés peu à peu, amoindris, éloignés, pour cesser complètement pendant les derniers 15 jours que la malade a passés à l'hôpital. Cette
femme était un peu nerveuse et *menstruée d'une façon irrégulière*.

La convulsion du diaphragme se manifestait :

1. Par la sensation de douleur et de constriction circulaire éprouvée
à la base de la poitrine.

2. Par la rapidité convulsive de l'inspiration.

3. Par l'intensité plus grande du sifflement laryngé à l'inspiration.

4. Enfin par la dilatation proportionnellement plus grande de la circonférence inférieure de la poitrine avec soulèvement des hypochondres.

La déglutition pénible indiquait un *spasme du pharynx*. Quant au *pasme du larynx*, il était indiqué par :

1. Suspension momentanée de la respiration au début et pendant le cours de l'accès.

2. Bruit laryngé produit par l'expiration et l'inspiration et la nature du bruit : sifflement, qui ne devenait sonore qu'à la fin de l'accès, quand le spasme du diaphragme survenait quelques instants au spasme laryngé.

Nous avons affaire, ajoute l'auteur, à une névrose placée sous la dépendance sympathique de l'utérus troublé dans ses fonctions. Cette interprétation nous semble devoir être acceptée. La plupart des auteurs qui ont écrit sur la ménopause ont signalé une névropathie assez commune qu'on peut considérer également, dans la majorité des cas, comme sous la dépendance de l'hystérie, nous voulons parler de l'*érotisme*, dont M. Gueneau de Mussy a rapporté récemment de nombreux exemples. Ces tendances érotiques signalées par Louyer-Villermay, Brierre de Boismont, Morel, etc., peuvent être quelquefois provoquées par des lésions vulvaires, prurit, érythème, eczéma. D'autres fois, le plus souvent même, elles s'observent sans aucune altération des organes génitaux. L'érotisme de la ménopause survient aussi bien chez les femmes mariées que chez les veuves ; il peut inquiéter également celles qui étaient le moins prédisposées aux excitations génésiques. Ces crises presque irrésistibles surprennent les femmes au milieu de leur famille et de leurs occupations habituelles ; « elles peuvent être de très-courte durée et se répéter plusieurs fois dans la journée, elles peuvent durer plusieurs heures. En général, le voisinage de la période cataméniale les augmente, les rend plus fréquentes ; elles épuisent les malades et sont habituellement accompagnées de troubles névropathiques..., des névralgies, de l'hypochondrie (1). ».

(1) GUENEAU DE MUSSY. Clinique médicale, t. II, p. 351.

Dans certains cas, cette névropathie s'accompagnait de troubles de l'intelligence ; Brierre de Boismont en a consigné un très-curieux exemple (1) que nous résumerons en quelques mots : « Une dame de la haute société, parvenue à l'âge de 45 ans, au moment de la ménopause, sans aucun trouble psychique antérieur, disparut brusquement de chez elle et fut retrouvée la nuit accostant les passants dans une rue fréquentée. Enfermée dans une maison de santé et examinée avec soin, à ses manières distinguées, son langage choisi, on n'aurait pu soupçonnner le moindre désordre intellectuel ; bientôt elle jeta le trouble dans l'établissement par de faux rapports, des médisances, et en inventant une foule de mensonges. Cette conduite était surtout marquée au moment du retour des règles. Dans les premiers temps, les promesses de la malade lui firent obtenir son élargissement, mais de nouveaux actes de cynisme ayant lieu, surtout aux époques menstruelles, contraignirent à la séquestrer de nouveau. »

L'hystérie est quelquefois accompagnée par un sommeil comateux qui prive les malades du sentiment, et les laisse plongées dans un état léthargique remarquable (Brachet, Pomme). — Sandras et d'autres auteurs ont noté la coïncidence de ce coma avec toutes les perturbations du flux menstruel. Un des exemples les plus curieux a été signalé par Villarty (de Vitré) : ce medecin a constaté chez une jeune fille atteinte d'aménorrhée, un sommeil léthargique revenant périodiquement tous les mois, avec une durée de plus de 72 heures ; à l'arrivée du flux calaménial, tout accident disparaissait. Tilt a observé des faits analogues, à des degrés moindres, chez des femmes aux approches de la ménopause. L'une d'elle, frappée d'hébétude, était sans

(1) BRIERRE DE BOISMONT. Annales médico-psychologiques, tome XV, page 600.

cesse somnolente, et obligée dans la rue de s'appuyer le long des murs de peur de tomber, ces accidents revenaient tous les 28 jours et cessaient à l'apparition des règles. Une autre, également endormie, se perdait dans les rues; ces symptômes duraient quatre ou cinq jours environ, etc. Tilt (*loc. cit.* p. 166) impose à ces troubles singuliers, le nom de *pseudo-narcotisme*; nous ne pouvons voir là qu'une des mille manifestations de l'hystérie.

2° *Epilepsie*. — « Les cas assez graves d'épilepsie qui surviennent chez les femmes à l'âge de la ménopause ont été envisagés par quelques auteurs comme résultats de la sympathie utérine (Axenfeld). » Esquirol, déjà depuis longtemps, avait déclaré que les organes générateurs de la femme étaient un centre actif d'ou émanait un stimulus suffisant pour produire l'épilepsie; enfin les remarques de Maisonneuve et de Herpin que le retour des menstrues se signalait par un redoublement de fréquence des attaques, ont établi définitivement le lien qui rattache l'utérus au morbus sacer. De même que pour l'hystérie, la ménopause n'est que rarement la cause occasionelle de l'épilepsie (nous ne parlons bien entendu que de l'épilepsie essentielle).

Dans certains cas, néanmoins, son influence pathogénique semble absolument démontrée, et ces derniers faits se rencontrent à peu près dans les mêmes proportions que pour l'hystérie vraie; il y a lieu d'ailleurs, dans tous ces faits, de tenir compte de *l'état de prédisposition antérieure*, soit héréditaire, soit acquise. — Moreau (1) déclare que la cessation du flux menstruel a été *la seule cause* de l'épilepsie, chez 9 femmes sur 529 épileptiques; Bouchet et Cazauvieilh (2) la signalent 2 fois sur 69 malades; Beau (3)

---

(1) MOREAU. Etiologie de l'épilepsie, etc. Mémoires. Académie de médecine, 1854, t. XVIII.
(2) Archiv. de médecine, 1826, t. X, p. 44.
(3) BEAU. Rech. statist. sur l'hystérie et l'épilepsie. Archives de médecine. 1836.

l'a rencontrée 5 fois sur 232 cas. — La ménopause a été le point de départ de la guérison, plus rarement pour l'épilepsie que pour l'hystérie, c'est du moins ce qui résulte du silence des auteurs, et du manque d'observation à ce sujet. Brierre de Boismont en cite un cas, mais le seul fait, véritablement affirmatif, appartient à Pinel, bien que sa brièveté et le manque de détails, lui enlèvent une partie de son intérêt.

OBSERVATION XVIII.

Epilepsie guérie à la ménopause. (Pinel. Médecine clinique, 1815, p. 345).

« Une femme dont les attaques d'épilepsie avaient été dans une sorte de correspondance avec les époques de la menstruation, ne les éprouve plus depuis près de deux ans qu'elle est parvenue à l'âge critique. »

Le même auteur nous fournit deux observations d'épilepsie née à la ménopause.

OBSERVATION XIX.

Epilepsie née à la ménopause.

« Madame X..., âgée de 60 ans et d'une constitution robuste, fut toujours bien portante jusqu'à l'âge de 45 ans, époque de la cessation des menstrues. A cet époque elle eût des attaques épileptiques tous les jours... Ces attaques se renouvelèrent presque tous les jours pendant un an et puis ne reparurent que tous les deux mois. Elle était sujette en outre depuis la même époque à une affection paralytique imparfaite qui se manifestait par des embarras dans les mouvements de la langue, du bras droit et de la jambe gauche. Les attaques épileptiques duraient six à sept heures toujours sans signes précurseurs... »

Il ne serait pas impossible que ces attaques d'épilepsie n'aient été symptomatiques d'une affection des centres, étant donné l'état parétique presque permanent des membres et de la langue? S'il en était ainsi, l'observation ci-dessus perdrait toute sa valeur.

Observation XX.

Epilepsie née à la ménopause.

« Une femme de 87 ans, jouissant de toute l'intégrité de ses fonctions intellectuelles, bien menstruée et de parents non épileptiques. A l'époque de la cessation de ses règles, elle commence à éprouver des accès épileptiques revenant à peu près tous les mois et durant une demi-heure... quelquefois la malade a deux accès par jour. »

Rocque (thèse citée, p. 46 et suiv.) signale plusieurs cas d'épilepsie survenue à l'âge climatérique, qu'il rapporte exclusivement à ce dernier. Mais en lisant ses deux observations principales, on voit que les attaques de morbus sacer ont été provoquées une fois par une frayeur très-vive, une autre fois à la vue d'une épileptique en proie à une crise violente ; or, en exceptant l'hérédité, ce sont là les causes les plus habituelles du début de l'épilepsie ; la ménopause, chez ces femmes, n'a été qu'une circonstance fortuite, et sans doute la névrose ne s'en serait pas moins produite, si elles eussent été plus jeunes. — Nous citerons néanmoins, en les résumant, ces observations curieuses, ne serait-ce que pour montrer combien, dans le cas qui nous occupe, la recherche de l'effet à la cause est un problème complexe.

Observation XXI.

Une femme de la Salpêtrière, âgée de 62 ans, réglée à 11 ans, eut son retour d'âge à 52 ans. A cette époque, gardienne d'un chantier de bois, elle y fut prise un soir d'une très-vive frayeur (événements de 1848) ; ses règles qui coulaient se supprimèrent rapidement, elle eut une perte de connaissance avec des accès de mal épileptique... Ces accidents revinrent pendant deux ans. A cette époque, dans une crise de grand mal, elle tomba d'un deuxième étage et fut transportée à l'Hôtel-Dieu, ayant une blessure profonde au front. Les crises revinrent irrégulièrement jusqu'en 1857, année pendant laquelle elle eut 115 accès.

Avant l'âge de 52 ans, jamais elle n'avait eu d'affection nerveuse.

OBSERVATION XXII.

Une femme de 56 ans, ancienne fille de salle de la Salpêtrière, sans accidents nerveux antérieurs, eut sa cessation à 41 ans ; un jour elle eut une vive frayeur à la vue d'une épileptique prise d'attaques dans la salle des bains. Trois jours après on la ramassait dans les cours de la Salpêtrière, en proie à une crise de mal épileptique. Cinq mois se passèrent dans le calme, puis survint un deuxième, puis un troisième accès, etc. Au bout de quatre années les accès persistent encore, mais deviennent moins fréquents. »

Quelquefois la ménopause, loin de faire cesser (1) ou d'amender les attaques épileptiques, a été pour elles une cause d'aggravation. D'autres fois l'âge critique a rappelé un état de mal, qui avait cessé de se manifester à l'âge adulte.

OBSERVATION XXIII.

Epilepsie. — Augmentation de la fréquence des crises à la ménopause.
(Marrotte. Revue médico-chirurgicale de Paris, juin 1851).

« Une femme réglée à 12 ans, arrive jusqu'à l'âge de 40 ans sans avoir la moindre attaque d'épilepsie. A cet âge elle apprend la mort de son mari et est prise d'attaques qui devinrent plus fréquentes à l'âge critique. »

OBSERVATION XXIV.

Epilepsie. — Aggravation au moment de la ménopause. (Recherches et observat. sur l'épilepsie, par J. Maisonneuve. Paris, 1803).

« Une femme âgée de 66 ans née de parents épileptiques, éprouva une attaque d'épilepsie à l'époque de la dentition. Depuis cette époque, l'accès a reparu tous les mois à peu près jusqu'à l'âge de 38 ans. A cette époque, la menstruation, jusqu'alors très-régulière, cessa complètement ; alors survinrent des accès épileptiques plus

(1) Une hystéro-épileptique de la Salpêtrière, la nommée Ler .., *démoniaque* bien connue de tous les médecins qui fréquentent l'hospice depuis 20 ans, n'a éprouvé aucune rémission dans ses accidents nerveux au moment de la ménopause. (Charcot. *Maladies du système nerveux*, p. 301.)

forts et plus fréquents revenant tous les quinze jours ou toutes les trois semaines, l'accès dure près d'une demi-heure... »

Epilepsie. — Attaques fréquentes à la puberté, puis cessation complète. — Retour des attaques à la ménopause. — (Radcliffe. Epileptic and other convulsive affections of the nervous system, etc., 3ᵉ édition, Londres, 1861).

« Une femme fut sujette à des attaques répétées d'épilepsie, au moment de la puberté. Malgré l'avis des médecins elle se maria et devint mère de plusieurs enfants ; les crises épileptiques revinrent au moment de la cessation définitive des règles... »

J. Tilt connaît quatre cas analogues; il dit également avoir vu le morbus comitialis survenir deux fois sous l'in-fluence *certaine* de la ménopause. Enfin, s'il faut s'en rap-porter aux affirmations de Rocque, quelquefois la cessation des règles, en augmentant la fréquence et la gravité des crises, aurait été un pronostic favorable en ce sens que l'ag-gravation, dans certains cas, n'avait fait que précéder une rémission rapide des accidents épileptiques; c'est dans de pareilles conditions que l'état de sept malades de la Sal-pétrière se serait considérablement amélioré.

3° Quant aux autres névroses, *chorée, catalepsie*, beau-coup plus rares que les précédentes, on ne trouve à leur sujet aucun renseignement dans les auteurs; notons ce-pendant ce fait emprunté à M. Delasiauve (1). Une dame de 45 ans, sujette à des métrorrhagies abondantes, avait des attaques de *catalepsie* depuis plus de 20 ans, revenant par intervalles irréguliers; au moment de la ménopause, les hémorrhagies utérines diminuèrent peu à peu, et les attaques de catalepsie cessèrent de se montrer.

(1) Delasiauve, Journal de médecine mentale, 1864, p. 248.

III. AFFECTIONS MENTALES. — Les facultés intellectuelles sont sensiblement modifiées par tout ce qui se
rapporte aux phénomènes de la menstruation. On a cité
plusieurs exemples de folie éclatant au moment de l'instauration des règles (Marcé). Chaque période menstruelle s'accompagne normalement d'une impressionnabilité, d'une
surexcitation nerveuse que tout le monde connaît, mais les
choses peuvent aller plus loin, et souvent, parmi les pen-
sionnaires de la Salpêtrière, M. Baillarger a vu des accès
passagers de folie developpés à la période cataméniale, et
terminés avec eux. Tel est également le cas de cette jeune
fille de l'hôpital Saint-Louis, rapporté par Honoré, chez
laquelle se développait mensuellement une crise d'aliénation mentale. Enfin on connaît l'histoire médico-légale
d'Henriette Cornier qui, ayant attiré dans sa chambre une
enfant de 18 mois, lui avait coupé la tête et jeté celle-ci
dans la rue ; Esquirol et Marcé, chargés d'examiner l'état
mental de cette fille, constatèrent et firent remarquer qu'elle
était à l'époque de ses règles quand elle commit cet attentat.

Quand une femme adulte devient aliénée, les troubles
psychiques sont presque toujours précédés d'un arrêt des règles ; la folie une fois constituée, l'apparition du flux mensuel
est généralement le signal d'une exacerbation dans l'état
général ; dans quelques cas plus rares elle peut au contraire amener une rémission des accidents. D'après Schlager
(de Vienne) (1), le cours *régulier* de la menstruation n'aurait aucune influence sur les perturbations intellectuelles
dans bon nombre de cas ; il admet néanmoins avec tous les
auteurs que, dans des faits contraires, il se révèle par une
recrudescence périodique des troubles cérébraux. Enfin un

(1) L. SCHLAGER (de Vienne). De la menstruation et de ses anomalies
dans leurs rapports avec le développement de l'aliénation mentale. Annales médico-psychologiques, 1860, t. VI, p. 272.

point important : lors de la guérison de la folie, celle-ci, d'après Griesinger, ne suit pas le retour de la menstruation, c'est au contraire l'apparition des règles qui est consécutive à la guérison déjà accomplie de la maladie mentale. Cependant la majorité des aliénistes reconnaît que si le retour régulier des menstrues n'amène pas, au bout d'un certain temps, une amélioration dans l'état mental, c'est généralement un indice que la maladie passant à l'état chronique aura une durée indéterminée. Il résulte de ces considérations que l'absence, l'insuffisance, ou la régularité de l'excrétion cataméniale sont des éléments dont il faut tenir grand compte dans la marche et dans le pronostic de la folie.

La ménopause, à son tour, qui met fin à la menstruation, ce phénomène physiologique qui tient une si large place dans l'organisme féminin, ne pouvait pas rester étrangère à ces accidents : l'âge critique, dit Marcé (1) avec la pléthore ou l'anémie qui l'accompagnent, avec les réactions nerveuses si variées qu'elle détermine, est une période de transition dangereuse dont tous ont signalé l'importance. Les perturbations mentales peuvent n'être que de simples changements dans l'humeur habituelle; les idées tristes, le caractère chagrin, la mélancolie sont fréquentes. Van Swieten les attribuait à ce que l'atrabile ne trouvant plus son débouché habituel par le flux menstruel, s'accumulait dans l'économie ; on observe également de l'exaltation, des tendances à la colère, à la violence, etc. Les sentiments affectifs ne sont pas moins modifiés. On a vu des femmes jusqu'alors fort dévouées et occupées exclusivement des soins de leur famille, abandonner brusquement leur ménage sans souci de leur mari et de leurs enfants.

Le plus souvent l'influence de la cessation ne va pas

(1) MARCÉ. Traité pratique des maladies mentales. Paris, 1862, p. 143

plus loin, mais d'autres fois, on a vu survenir des accidents plus sérieux : des *accès délirants*. « La ménopause, au point de vue intellectuel non moins qu'au point de vue organique, constitue un véritable âge critique, et c'est à elle que l'on peut rattacher l'origine de certains cas de délire, soit passager, soit permanent » (1).

Les deux observations suivantes, sont des exemples curieux de délire passager, rapportés par leurs auteurs à l'influence de la cessation des règles.

Observation XXVI.

Délire passager, sous l'influence de la ménopause. (Brierre de Boismont, De la menstruation considérée dans ses rapports physiologiques et pathologiques. Paris, 1842, p. 237).

« Une femme de 42 ans, forte, très-impressionnable, avait depuis quelques temps les signes de l'époque critique, lorsqu'en passant dans une rue elle aperçoit un enfant qu'elle croit être le sien, elle se précipite sur lui, le serre dans ses bras, en fondant en larmes et en poussant des cris de joie. Un rassemblement se forme autour d'elle, les véritables parents réclament leur enfant, mais l'exaltation de la femme est tel qu'on craint pour l'enfant qu'elle tient dans ses bras. On la suit chez elle, son délire s'est vite dissipé ; elle ne peut expliquer son action que par la ressemblance de l'enfant avec une de ses filles morte il y a six ans. Jamais elle n'avait eu d'accident semblable. Cette femme est très-intelligente et rend très-bien compte de sa position qu'on peut attribuer à l'excitation de l'époque critique... »

Le même auteur a observé des crises passagères de délire, chez quatre jeunes femmes au moment de la puberté.

(1) FOVILLE. Nouveau Dict. de médecine et de chirurgie pratique. Art. Délire, t. XI.

OBSERVATION XXVII (Résumée).

Délire passager, pendant la ménopause.
(J. Tilt. Loc. cit., p. 182, obs. XXX.)

« Une dame réglée à l'âge de 13 ans, jamais de troubles menstruels. Depuis quinze mois, elle est arrivée à l'âge critique : irrégularités du flux sanguin, céphalalgie, douleurs abdominales. Une nuit, s'étant couchée bien portante comme de coutume, elle se précipite dans la rue, priant trois hommes de la maintenir. On la mène à Bristol Infirmary ; en trois jours, le flux menstruel apparaissait, et la malade reprenait ses sens. »

Mais ce ne sont pas seulement des accès passagers de délire que la cessation des règles peut provoquer, il résulte d'observations assez nombreuses qu'elle peut donner naissance à l'*aliénation mentale*.

D'après Esquirol (1), la menstruation entrerait pour un sixième dans les causes physiques de l'aliénation mentale ; recherchant ensuite plus particulièrement l'influence de la ménopause, il a dressé le tableau suivant :

RECHERCHES D'ESQUIROL.

Sur 426 aliénées de la Salpêtrière.	Sur 264 aliénées de la maison Esquirol.
55 cas de folie causée par désordres de la menstruation.	19 cas de folie causée par désordres de la menstruation.
27 cas de folie causée par la ménopause.	11 cas de folie causée par la ménopause.

Des recherches statistiques plus récentes, faites à l'hospice de Charenton, ont fait voir que 39 femmes étaient devenues aliénées au moment de l'âge climatérique, chez 9 d'entre elles, l'absence de toute cause habituelle de folie, chagrins, émotions vives, etc., montrait manifestement que

(1) ESQUIROL. Des maladies mentales, 1838, Paris. t. 1, p. 69.

la cessation était le point de départ de la démence. Une de ces dernières malades, dont l'observation sera rapportée plusloin, fut guérie après quelques mois de traitement. Tous les auteurs qui ont écrit sur les affections mentales ont admis, comme Esquirol, que la ménopause pouvait engendrer l'aliénation mentale : Brierre de Boismont, Bouchet (de Nantes), Falret, Georget, Morel, etc. Griesinger, qui partage également cette opinion, a fait remarquer que la folie développée à cette période avait un caractère défavorable.

La folie au moment de la ménopause peut se présenter sous toutes ses variétés, la plus fréquente cependant est la forme lypémaniaque.

Observation XXVIII.

Lypémanie survenue à l'époque de la cessation des règles. (M. V. Barbier. Influence de la menstruation sur les maladies mentales. Thèse Paris, 1849, pp. 31-32.

« Madame D... entre à l'hospice de Charenton le 30 juillet 1846. Pas d'aliénés dans la famille, excellente santé antérieure. Caractère doux, timide, très-impressionnable, menstruation très-régulière, mais depuis un an les règles ont cessé de couler. Aucun chagrin, aucun accident. Depuis le moment où le flux a cessé, madame D... est souvent très-fatiguée, courbaturée, douleurs hypogastriques, etc. Elle est devenue violente et coléreuse, se préoccupant sans cesse de ce qui l'entoure ; elle gémit sur son sort, se croit perdue et pleure fréquemment. Deux mois après le début de son affection mentale, grande tristesse, elle présente de l'apathie, une grande prostration suivie d'excitation. Elle déplore son état, se frappe la tête et les membres parce qu'elle ne peut plus travailler comme autrefois... Hallucinations de la vue et de l'ouïe, sensations douloureuses dans les membres et le dos... Quelques mois de traitement et l'application d'un cautère améliorèrent l'état mental... »

Outre la lypémanie dont on trouvera de nombreux exemples dans les auteurs, on a observé encore, quoique moins fréquemment, la *démonomanie*, la *manie du vol*, la *dipso-manie* dont nous avons rapporté précédemment un cas si curieux, etc.

La *manie du suicide* est encore un trouble mental assez commun : dans un travail fort étendu, Brierre de Bois-mont (1) a constaté que sur 3,960 suicides accomplis par des femmes dans toute la France, le plus grand nombre 1,111 appartenait à des femmes de 40 à 50 ans.

Ce fait est à rapprocher de l'épidémie de suicide, chez les femmes de Milet, rapportée par Hippocrate.

La *manie homicide* a été également notée par les alié-nistes. Tilt (*loc. cit.*), a connu 4 dames qui avaient été obligées de mettre leurs enfants en garde, pour les sous-traire à la manie homicide qui s'était emparée d'elles au moment de l'âge critique.

OBSERVATION XXIX.

Démonomanie avec tentatives de suicide, au moment de la ménopause.
(Pagès. De la ménopause et de son influence dans la production de l'aliénation mentale. Thèse de Nancy, 1876, p. 33.)

« P..., 53 ans, religieuse, intelligente, tempérament lymphatique et nerveux. N'est plus réglée depuis six mois, se portait bien lorsque tout à coup, sans cause connue le flux sanguin reparut pour couler plus abondamment que de coutume. En même temps, elle ressentit de violentes douleurs de tête accompagnées de tristesse périodique re-paraissant en même temps que ses époques rétablies régulièrement. P... se croyait possédée du démon qui dirigeait tous ses actes, refu-sait d'aller à l'église, prétendant qu'elle ne faisait qu'y blasphémer Elle marchait lentement tenait la tête courbée, baissait les yeux et ne parlait en peu de mots que si on lui adressait la parole. Nombreuses tentatives de suicide ; la malade essayait de se pendre, de se jeter à l'eau ou par la fenêtre, prétendant que c'était le démon qui lui disait

(1) BRIERRE DE BOISMONT. Du suicide et de la folie suicide, considérée dans leurs rapports avec la statistique, la médecine et la philosophie. Paris, 1856.

de se donner la mort. Longtemps elle refusa toute nourriture. Six
mois après son entrée, elle sortit améliorée, le flux sanguin continuait
à se montrer. »

Evidemment chez cette malade, l'écoulement sanguin
qui reparut après six mois de cessation n'était pas le flux
menstruel normal, c'était une de ces hémorrhagies *par
habitude* si fréquentes, comme nous l'avons dit, au moment
de la ménopause, et qui peuvent conserver le type périodique pendant plusieurs mois.

Chez cette malade, le point de départ des troubles intellectuels a été le retour de l'écoulement sanguin ; c'est là
un fait exceptionnel, et c'est à ce titre que nous avons
rapporté l'observation.

Dans son *traité des maladies mentales*, Esquirol a cité
des cas nombreux de démonomanie venue à l'âge de retour
chez des femmes de 46, 48, 49, etc. ans ; ces faits sont décrits avec détails, nous ne pouvons qu'y renvoyer le lecteur.

M. A. Voisin (1) rapporte sous le nom de *folie congestive
liée à la ménopause*, l'histoire d'une femme de 45 ans, sans
antécédents héréditaires, qui présenta à l'époque de la cessation des troubles cérébraux graves. « Elle avait la phy-
sionomie égarée par moments, elle gesticulait beaucoup,
parole brève et rapide, hallucinations de la sensibilité
générale et de l'ouïe, elle entendait avec une grande finesse
tous les bruits que faisaient ses voisins. On l'appelait dans
la rue, on lui disait des mots injurieux, on lui donnait des
coups. Un jour, dans une rue, elle s'arrêta brusquement,
prétendant avoir été frappée par un monsieur qui passait
à côté d'elle, l'interpella, s'exalta et se plaignit avec un tel
air de sincérité, que cette personne malgré ses dénégations

(1) A. Voisin. Leçons cliniques sur les maladies mentales, Paris, 1876.
pp. 20 et 21.

fut arrêtée injustement. » M. Voisin, qui prétend que dans la production de la folie « le rôle du processus congestif est aussi important que l'élément anémique, » a trouvé dans ces cas de *folie congestive* les méninges souvent vascularisées mais non adhérentes à la substance grise, laquelle de même que la substance blanche était infiltrée de cristaux d'hématine, d'hématosine et d'infarctus sanguins. Quelquefois on rencontre également un léger piqueté et des apoplexies capillaires dans la substance grise. Congestion artérielle intense, les gaînes lymphatiques des vaisseaux sont infiltrées de gouttelettes huileuses, d'autres sont gorgées de globules sanguins. Depuis que l'étude de l'encéphalite interstitielle diffuse se complète de jour en jour, le groupe des folies congestives diminue de plus en plus : la plupart des cas rapportés sous ce titre ne sont en effet que des paralysies générales à la première période. M. Voisin cependant se refuse à une pareille interprétation, et il s'appuie sur ce fait que dans la folie par congestion les lésions ne sont pas inflammatoires comme dans la paralysie générale où elles se présentent sous forme de produits hyperplasiques. M. Baillarger qui avait soutenu également cette théorie (*Ann. méd. psycholog.* 1866) est revenu depuis sur son interprétation et semble disposé, comme la majorité des auteurs, à considérer la folie congestive comme la première période de l'encéphalite interstitielle. Enfin, un dernier point qui a une grande valeur, le plus grand nombre de ces femmes atteintes de soi-disant folie congestive, ont été dans la suite retrouvées dans les asiles par M. Magnan (communicat. orale), elles présentaient alors tous les signes confirmés de la paralysie générale. Au surplus, pour ce médecin distingué, il s'en faut que le processus congestif joue un rôle absolu dans la production de l'encéphalite diffuse, puisque l'épilepsie, où les poussées hyperémiques vers la tête sont si fréquentes (cyanose de la face,

Barié.   10

pointillé ecchymotique, des paupières, etc.) est rarement suivie de paralysie générale, quoiqu'en disent tous les auteurs.

C'est au titre de cette dernière affection que doit être rattachée l'observation suivante.

OBSERVATION XXX (Résumée).

(Baillarger in Griesinger, Appendice, p. 724.)

« Femme de 55 ans, cessation des règles à 49 ans. Depuis la même époque son caractère a changé complètement, elle est devenue iras_cible. Depuis l'âge critique sensations de chaleur, digestions pénibles, douleurs dans le ventre. Sueurs profuses. La malade qui depuis long-temps avait perdu le sommeil, a du désordre dans les idées depuis deux mois ; dès le début elle se croit riche, a du délire ambitieux, elle veut acheter des jardins, des châteaux. A son entrée à la Salpétrière, loquacité incessante, paroles obcènes, inégalité des pupilles, pas d'em-barras de la parole ni de tremblement des lèvres, mais tremblement marqué de la langue. Les jours suivants insomnie complète, excita-tion croissante, face altérée, pouls petit. Ces symptômes, après une légère amélioration, s'aggravent de plus en plus et la malade meurt. A l'autopsie on trouve la table interne du crâne injectée et bleuâtre, la *dure-mère* est épaissie et tapissée à sa face interne en arrière par des néo-membranes très-minces qui contiennent çà et là quelques caillots sanguins. Injection de la *pie-mère. Cerveau* très-congestionné à droite, circonvolutions lisses, un peu d'adhérences des membranes à la pointe des lobes antérieurs. La substance grise un peu molle là où la coloration est le plus prononcée. Un peu de piqueté de la substance blanche. »

Pagès (thèse citée p. 40) rapporte deux cas de *paralysie générale progressive au moment de la ménopause;* la briè-veté des observations, nous laisse plus d'un doute sur le rôle pathogénique attribué par l'auteur à la cessation des règles, nous ne croyons donc pas devoir les rapporter. Après avoir fait nos réserves sur les folies congestives, nous devons ajouter que dans quelques cas la congestion

vers l'encéphale semblait bien la cause unique des troubles
cérébraux. Ceux-ci disparaissaient quand le retour des
règles, une hémorrhagie supplémentaire ou une saignée
obviaient à la pléthore sanguine.

OBSERVATION **XXXI** (Résumée).

(Brierre de Boismont. Loc. cit., p. 243).

« Madame X..., âgée de 43 ans, a mené pendant longtemps une vie
fort tranquille. Puis des revers de fortune l'ont obligé de vivre modes-
tement jusqu'au moment où sa menstruation a commencé a être irrégulière. A partir de cette époque, elle fut tourmentée de l'idée qu'elle
était l'objet d'une persécution de la part de ses amis. Si l'écoulement
menstruel venait à se montrer pendant quelques jours, toutes ces
idées disparaissaient. Après une suppression de quatre mois le délire
devint complet et dangereux. Madame X... crut qu'un de ses voisins
l'avaient dénoncée à la police comme femme de mauvaises mœurs,
elle s'empara de deux pistolets et alla chez lui pour le tuer. Elle fut
désarmée à temps ; conduite dans une maison de santé, on dirigea le
traitement de façon à rappeler les règles, l'évacuation périodique reparut et la malade quitta l'établissement jouissant de toute sa raison.
Trois mois après le flux menstruel ayant cessé, la malade fut reprise
du même délire. On chercha à suppléer à l'écoulement menstruel par
des saignées locales, mais cette fois l'égarement de la raison a persisté... »

F. Hoffmann a rapporté un cas analogue : il s'agit d'une
femme très-régulièrement et abondamment menstruée. A
la ménopause elle tomba dans le coma, et ne guérit qu'a-
près une évacuation copieuse par les veines hémorrhoïdales.

La suppression d'une hémorrhagie régulière, l'omission
d'une saignée habituelle, sont des circonstances dont il
faut tenir grand compte dans les affections délirantes :
Damien, l'assassin de Louis XV, avait l'habitude de se faire
saigner ; il avait remarqué que l'idée fixe le dominait moins
après les émissions sanguines, et il attribuait sa tentative

au retard qu'il avait mis cette fois de se faire saigner (Baillarger).

On connaît l'influence considérable de l'anémie sur la production de l'aliénation mentale ; et, chez certaines démentes à tempérament lymphatique, les troubles cérébraux sont certainement entretenus par l'hémorrhagie qui vient appauvrir périodiquement un organisme déjà profondément affaibli ; on conçoit aisément que, pour cette classe de malades, la suppression des règles apportera un appoint considérable aux chances de guérison. C'est pourquoi M. Baillarger (1), qui a vu quelquefois la folie disparaître à l'âge critique, remarque que toutes les femmes qui ont guéri étaient précisément celles chez lesquelles la période cataméniale se manifestait par des pertes très-abondantes. Sans aller jusqu'à la guérison complète, l'âge de retour peut provoquer une crise salutaire sur l'aliénation mentale, soit en calmant l'agitation des malades, ou en changeant la nature de leur délire. Une dame, atteinte d'accès maniaques qui revenaient tous les deux jours, vit ses accès se calmer quand la ménopause eut amené la cessation des règles (Dubuisson, Des Vésanies, p. 196).

Cependant, quand la folie est antérieure à la ménopause, celle-ci « le plus souvent aggrave la maladie, de sorte que les formes mentales, qui jusque-là avaient été simplement irritatives et variables, deviennent fixes, et dégénèrent en démence partielle ou totale (2). »

Ainsi, une imbécile, d'un caractère doux et tranquille, devint exaltée, furieuse à partir de l'âge de retour ; de même, plusieurs maniaques devinrent complètement démentes à la même époque (Brierre).

La ménopause, heureusement, n'assombrit pas toujours

(1) BAILLARGER. In Griesinger. Malad. mentales. Annot., p 241.
(2) GRIESINGER. Traité des maladies mentales, 1865, p. 240.

le pronostic des affections mentales, et les mêmes auteurs qui signalaient tout à l'heure son influence fâcheuse, ont vu des cas où elle a été le signal d'une rémission durable dans les symptômes, ou même d'une guérison complète des troubles cérébraux. L'observation suivante, rapportée par Négrier, est une des plus curieuses à cet égard.

OBSERVATION XXXII.

Mme X..., d'un tempérament lymphatique, fut réglée à 12 ans.

La menstruation était irrégulière et douloureuse, s'accompagnant d'oppression, de palpitations, de douleurs épigastriques, et de manie de suicide. Après son mariage, à 38 ans, les crises deviennent moins vives... Quelques jours avant l'apparition des règles, elle était prise de douleurs lombaires, de mélancolie, et d'envies de se donner la mort. Elle fit ainsi vingt tentatives de suicide : elle s'en montrait elle-même désolée, et chaque fois pendant le temps intercalaire entre deux menstruations, promettait de ne pas recommencer. A l'âge de 44 ans, le flux menstruel cessa complètement, et la malade fut guérie.

Nous n'avons pas l'autorité suffisante pour ébaucher un chapitre de pathogénie de l'aliénation mentale à l'époque de la ménopause ; on nous permettra cependant d'avancer quelques considérations très-brèves à ce sujet.

Faut-il admettre tout d'abord que les troubles intellectuels sont sous la dépendance immédiate de l'utérus, ou bien, comme le voudrait F. Voisin, les rapporter exclusivement au cerveau ? Pour cet auteur (1), on peut trouver dans les circonstances morales auxquelles les femmes sont assujetties à cette époque de la vie, des causes plus que suffisantes pour expliquer le nombre et la variété des affections cérébrales ; les soucis, les chagrins moraux, l'hypochondrie, peuvent, à eux seuls, provoquer la folie. Avant

---

(1) F. VOISIN. Des causes morales et physiques des maladies mentales. Paris, 1826, p. 177.

lui, mais sans aller aussi loin, Georget (1), tout en reconnaissant l'influence utérine, considérait seulement la ménopause comme une circonstance favorable au développement de l'aliénation mentale, lorsque d'autres causes (émotions, chagrins) agissaient en même temps qu'elle.

Personne ne peut refuser un rôle considérable à ces circonstances psychiques ; mais, outre ces conditions étiologiques de l'ordre moral, ne peut-on pas supposer que l'utérus a été, dans certains cas, le point de départ des troubles de l'intelligence?

On sait que le système nerveux central est relié aux organes splanchniques par l'intermédiaire du grand-sympathique, et que les impulsions parties de l'encéphale vont, sous certaines influences, retentir sur ces organes sous forme de troubles fonctionnels ; ainsi, les émotions vives, la peur, le chagrin, etc., sensations d'origine centrale, déterminent des sécrétions exagérées : larmes, urine nerveuse, diarrhée des combattants, etc.; eh bien, serait-ce trop se hasarder en disant que les viscères peuvent, à leur tour, réagir sur le cerveau par l'intermédiaire des nerfs ganglionnaires, et y produire des troubles passagers ou permanents des facultés mentales ?

De plus, on sait que le grand-sympathique, au moment de la suppression des règles, se trouve dans un état de suractivité particulière qui donne naissance à ces accidents fugaces que nous avons décrits sous le nom de pléthore nerveuse ; il semble par cela même merveilleusement disposé à porter vers les centres les excitations qu'il reçoit des viscères. Les attaques d'hystérie, provoquées artificiellement par la pression sur la région ovarienne (Schutzemberger), sont en faveur de l'opinion que nous venons d'émettre, c'est-à-dire l'influence des troubles viscéraux sur la production des désordres psychiques.

(1) Georget. De la folie. Paris, 1820, p. 152.

§ IV. - AFFECTIONS DES CENTRES NERVEUX.

a. *Moelle épinière. Paraplégie.* — La paraplégie, au moment de la ménopause, est une maladie rare. Gardanne et Brierre de Boismont la signalent comme un des accidents de l'âge critique, mais n'en rapportent aucune observation. D'ailleurs, dans l'espèce, c'est une affection moins fréquente chez la femme que chez l'homme, si l'on s'en rapporte à la statistique suivante due à Brown-Séquard (1); laissant de côté les paraplégies douteuses, cet auteur, sur 150 paraplégiques, n'a trouvé que 40 femmes chez lesquelles 7 fois la paraplégie était d'origine réflexe ;

  5 fois, elle était due à une congestion de la moelle ;

  5 fois c'était une paraplégie hystérique.

Tilt, dans 6 observations, n'a rencontré que des paralysies légères, et toujours il y a eu guérison. Les malades se plaignaient d'engourdissements et de picotements dans les membres inférieurs, avec douleur dorsale et difficulté dans la marche. C'était là bien plutôt des troubles parétiques, que de véritables paraplégies. Dans trois cas cependant, il y eut altération de la sensibilité dans les membres inférieurs, avec difficultés dans la miction. Nous verrons plus loin que ces accidents, dans certains cas, ont pu avoir une toute autre gravité.

Les paraplégies observées à la ménopause, nous paraissent devoir être groupées de la façon suivante :

Paraplégies par troubles de la circulation. (Pléthore sanguine. Hémorrhagies).	1. *Paraplégie congestive.*
	2. *Paraplégie ischémique.*
2. Paraplégies par troubles de l'innervation.	3. *Paraplégie d'origine périphérique.*
	4. *Paraplégie hystérique.*

(1) BROWN-SÉQUARD. Leçons sur le diagnostic et le traitement des principales formes de paralysie des membres inférieurs. Paris, 1864, p. 112.

1° *Paraplégie congestive.* (*Congestion rachidienne*, moelle et ses enveloppes.) — La congestion de la moelle, dont les médecins anciens ont exagéré la fréquence, devrait être, suivant quelques auteurs modernes, rayée du cadre des affections médullaires; c'est ainsi qu'il n'en est pas même fait mention dans le récent article du Dictionnaire encyclopédique consacré à la pathologie de la moelle. Il est certain, cependant, que les dispositions anatomiques toutes spéciales des plexus méningo-rachidiens, favorisent le développement des phénomènes congestifs dans l'axe spinal. Le trajet tortueux des veines rachidiennes, le manque de valvules dans leur intérieur, l'absence de muscles pouvant par leurs contractions favoriser le cours du sang dans ces canaux, et venir en aide à la circulation en retour, sont autant de conditions qui concourent à produire la stase sanguine dans ces vaisseaux; joignons à cela l'adhérence des veines rachidiennes à des parois solides, et on voit que, à part les oscillations imprimées par la respiration au liquide céphalo-rachidien, aucune action extérieure ne peut venir en aide à l'arrêt circulatoire. Une pareille disposition n'était pas inconnue de Joseph Franck (1); qu'une obstruction quelconque vienne empêcher le libre cours du sang dans l'aorte abdominale ou dans ses rameaux viscéraux, ou qu'elle entrave une évacuation périodique par ces derniers vaisseaux, le flux sanguin refoulé vers les parties supérieures, dans l'aorte thoracique, « reflue en grande partie dans les artères sous-clavières, dans les artères intercostales supérieures, et dans les autres artères intercostales qui naissent immédiatement de l'aorte. Si les choses se passent ainsi, la pléthore artérielle de la colonne vertébrale est inevitable, car un rameau de chaque artère intercostale arrive à la colonne vertébrale par les trous de

(1) J. FRANCK. Traité de pathologie médicale 1838, t. 3, p. 239.

conjugaison, et s'anastomose avec les artères spinales. D'un autre côté, comme la plupart des veines vertébrales se dégorgent dans les veines intercostales, et que les veines intercostales (excepté la première qui se jette le plus souvent dans la veine sous-clavière) se terminent dans la veine azygos, qui verse le sang qu'elle contient dans la veine cave descendante, il s'ensuit que toutes les causes qui mettent obstacle à cette évacuation, telles que les maladies du cœur droit et du poumon, doivent déterminer la pléthore veineuse, vulgairement appelée hémorrhoïdale dans le canal vertébral. Et, si on pèse toutes ces choses, on comprend quel détriment doivent apporter à la moelle épinière la *suppression des menstrues, des hémorrhoïdes...* »

Ainsi l'arrêt du flux menstruel peut être l'occasion d'une congestion *supplémentaire* vers l'axe spinal, dont la conséquence clinique est la *paraplégie.*

Ollivier (d'Angers) (1), a fait ressortir depuis longtemps le rôle de l'hyperémie rachidienne dans la production des paraplégies, et les recherches de Ekker (2) et de Luschka ont démontré la valeur certaine de ces faits de physiologie pathologique. Ludwig, Leroy d'Etiolles (3) Jaccoud, ont admis l'influence considérable de la suppression d'hémorrhagies habituelles, surtout celle des règles sur la congestion médullaire ; Hasse (4), faisant la contre-épreuve, a vu la guérison de ces paraplégies coïncider avec le rétablissement du flux cataménial. Nous sommes donc auto-

---

(1) OLLIVIER (d'Angers). Traité des maladies de la moelle épinière. Paris, 1827-1837.

(2) EKKER. Dissertatio de cerebri et medullœ spinalis systemate vasorum capillari, etc., 1853.

(3) LEROY D'ETIOLLES. Des paralysies des membres inférieurs ou paraplégies. Paris, 1856.

(4) HASSE. Handbuch der speciellen (Pathologie und therapie, 1855-1869).

risé à admettre des paraplégies congestives, de cause menstruelle, et ce n'est pas sans surprise que nous avons lu ces
lignes dans l'excellent article de M. Hallopeau : « On a
considéré la suspension des règles comme capable de donner
naissance à la congestion de la moelle ; on s'est surtout
fondé sur des faits dans lesquels on avait vu survenir, à la
suite d'une suppression du flux menstruel des troubles
passagers de l'innervation spinale ; les auteurs anciens les
considéraient comme fréquents ; on serait embarrassé aujourd'hui pour en citer un exemple authentique » (1).

Nous rapportons plus loin des faits qui, nous en avons
l'espoir, justifieront notre hypothèse. Quelles sont les
lésions anatomiques qu'on trouve en pareil cas ? Les observations démonstratives de paraplégie par hyperémie rachidienne, étant peu nombreuses, et entraînant rarement la
mort, on a eu peu d'occasions de pratiquer des autopsies,
néanmoins, il résulte des faits cités par quelques auteurs
que les lésions ne sont pas systématisées ; tantôt c'est la
moelle ou seulement ses enveloppes qui sont le siége de la
congestion, tantôt celle-ci n'atteint que les veines rachidiennes ; d'une façon générale l'hyperémie est surtout
accusée sur les méninges et dans les plexus rachidiens.
Leroy d'Etiolles a trouvé une injection sanguine intense
des membranes enveloppant la moelle, qui s'étendait
même jusqu'à celle-ci sans qu'il y ait changement de consistance du tissu nerveux ; dans les cas où les plexus du
rachis étaient seuls lésés, ces sinus veineux étaient gorgés
de sang, les membranes hyperémées et la moelle plus ou
moins comprimée. Dans les observations de Stanley (2) on
trouva une congestion des méninges rachidiennes, et l'hyperémie s'étendait jusqu'aux vaisseaux du tissu médul-

(1) HALLOPEAU. Nouveau Dict. de méd. et de chir. prat. Article Moelle
épinière, t. XXII, p. 564.

(2) STANLEY. London médic and chirurg. transact., 1833.

laire. Il en résulte que la paralysie des membres inférieurs peut avoir pour cause ou bien une compression des nerfs rachidiens, par un lacis veineux gorgé de sang, au niveau de leur émergence des trous de conjugaison, ou bien une hyperémie méningée. Quant à la congestion de la moelle proprement dite, qui, en définitive, n'est que le premier degré de la myélite, elle doit être plus rare, mais dans tous les cas il serait difficile de la diagnostiquer cliniquement, car le plus souvent on ne peut pas différencier les congestions médullaires des myélites légères.

Au point de vue de la symptomatologie, on doit remarquer que les congestions spinales de cause menstruelle donnent rarement lieu à de la paraplégie véritable; ce n'est le plus souvent que de la parésie plus ou moins accusée, et rarement permanente, accompagnée de douleurs fugaces dans la région rachidienne; le retour des règles fait disparaître presque toujours les accidents.

Observation XXXIII (Résumée.

Congestion spinale de cause menstruelle, paraplégie passagère. — Guérison. — (Desfray. Essai sur le spinitis ou inflammation de la moelle épinière. Th. Paris, 1813, p. 7.)

Une jeune femme de 28 ans, étant au moment de l'écoulement menstruel périodique, traversa l'eau d'une source, à la poursuite d'une vache s'échappant dans les champs. Les règles se supprimèrent brusquement; en même temps, cette jeune femme éprouva de violentes douleurs dans la région lombaire, accompagnées d'engourdissement, puis bientôt de paralysie des membres inférieurs et de la vessie. L'application de 18 sangsues à la vulve, et des fomentations sur les lombes la guérirent complètement au septième jour.

Observation XXXIV.

(Résumée. — Eod. loc.)

Chez une jeune fille de 12 ans, il se développa des poussées congestives périodiques vers le rachis, au moment de l'apparition des phéno-

mènes précurseurs de la menstruation : douleurs dorsales vives revenant par accès, accompagnées de dysurie, constipation, convulsions et
véritables attaques d'emprosthotonos. Aucun trouble des facultés intellectuelles. Un coup violent, porté par hasard sur le nez, provoqua
une épistaxis considérable. A partir de ce moment, les accidents cessèrent peu à peu.

Le plus souvent, le début de ces congestions supplémentaires est brusque et les accidents arrivent de bonne heure
à leur summum, la paraplégie est rapide (1), elle a été
quelquefois véritablement foudroyante et les symptômes
ont pu, pendant les premiers instants, offrir une grande
analogie avec ceux de l'hématomyélie. C'est ce qu'on a
observé chez la malade suivante, laquelle, après une
rémission dans les accidents paralytiques, finit par suc-
comber sous le coup d'accidents ultimes, probablement
d'origine bulbaire.

Observation XXXV (Résumée. Ollivier d'Angers, etc.)

Retard dans la menstruation, paralysie subite du mouvement et du sentiment dans les membres supérieurs et inférieurs. — Retour du mouvement et de la sensibilité dans les membres supérieurs après une saignée. — Dyspnée extrême, suffocation, mort.

Une demoiselle de 19 ans, d'un tempérament fort et sanguin, bien
réglée habituellement, éprouvait un retard de trois jours, sans éprouver d'autres incommodités que celles qu'amènent la menstruation.
Après s'être occupée à laver un appartement et avoir dîné tranquille-
ment, elle fut prise tout à coup de défaillances et tombe sur une chaise
ayant perdu la sensibilité et le mouvement dans tout le corps. La tête
et le cou seuls étaient épargnés. Quarante-huit heures après l'accident, je la trouvai dans le décubitus, les bras étendus le long du
corps, avec abolition du mouvement et de la sensibilité ; intelligence
parfaite. Saignée copieuse au bras. Après la saignée, la malade recouvre l'usage du sentiment et du mouvement volontaire dans les
bras. Le soir, la respiration s'était améliorée, de stertoreuse qu'elle

(1) COTHENET. Diagnostic des paraplégies. Th. Paris, 1858.

était dans la matinée ; les membres supérieurs sont sensibles et capables de se mouvoir, mais les membres inférieurs restent paralysés. Pouls souple, peu fréquent, nouvelle saignée. Le lendemain matin, pouls dur et fréquent, respiration stertoreuse, les bras ont recouvré la sensibilité et le mouvement presque en entier. Un peu de sommeil dans la nuit; grande tranquillité d'esprit. La vessie, très-distendue par l'urine, se vide naturellement. Le soir, la respiration est fréquente, véritables accès de suffocation; 12 sangsues au siége et vésicatoire aux jambes. Le lendemain, suffocation, troisième saignée qui amène un calme momentané, mais trois heures après, suffocation excessive et mort.

Ces graves accidents, dont l'interprétation n'est pas sans difficultés, sont exceptionnels, car nous le répétons, le pronostic de ces paraplégies menstruelles n'est pas généralement grave. Les observations suivantes sont de nouvelles pièces justifiant notre hypothèse des congestions spinales par suspension du flux caténial.

OBSERVATION XXXVI.

(Résumée. — Ollivier, d'Angers.)

Une jeune femme de 22 ans, dont les règles s'étaient supprimées, éprouva des douleurs dorsales, avec troubles fonctionnels des organes abdominaux et thoraciques. Plus tard, les douleurs lombaires devinrent tellement vives, que la malade ne pouvait quitter ni son lit ni sa chaise. Plusieurs applications de sangsues furent faites sur la longueur du rachis ; ce moyen soulageait la malade et procurait une rémission des accidents. Les douleurs dorso-lombaires après avoir persisté longtemps, finirent par disparaître.

OBSERVATION XXXVII.

(Note communiquée par notre excellent maître M. le professeur Peter).
Clinique de Saint-Antoine, 1876. (Inédite.)

Une jeune fille de 22 ans, non hystérique, avait tenté de s'empoisonner, un médecin appelé aussitôt lui fit prendre un éméto-cathartique, à la suite duquel ses règles qui coulaient depuis deux jours s'arrêtèrent brusquement. Le lendemain on l'apporte à l'hôpital, elle accuse des fourmillements dans les membres inférieurs, de la douleur dans les lombes et ne peut se tenir sur les jambes. Le troisième jour de la maladie, 2 janvier, on la fait lever ; elle marche en traînant les jambes et soutenue par une infirmière. Nous avons affaire ici à une paraplégie évidente, mais incomplète. J'insiste *spécialement* sur la relation bien manifeste qui s'est produite ici entre la suppression des règles et l'apparition de la paraplégie.

Dans l'observation suivante les troubles menstruels n'ont pas été la cause unique de la paraplégie, puisque la jeune fille était hystérique et que cette névropathie suffit à elle seule pour provoquer la paralysie des membres inférieurs, mais l'histoire de cette malade montre quel rôle important joue la menstruation même dans des cas semblables, puisque cette paraplégie, probablement d'origine hystérique, apparaissait aux époques cataméniales.

Observation XXXVIII.

(Leroy d'Etiolles. Loc. cit., p. 164.)

Chez une jeune fille paraplégique et d'ailleurs hystérique, lorsqu'une époque manquait ou durait moins longtemps qu'une autre, la paraplégie guérie reparaissait le lendemain de l'époque, comme si la jeune malade avait eu chaque mois une congestion sanguine de la moelle. Huit jours suffisaient au rétablissement de la marche.

L'histoire de la malade qui va suivre est la contre-épreuve parfaite de la précédente. Une jeune femme, névropathe, frappée d'hémiplégie, a pendant le cours de sa maladie des menaces de paraplégie : fourmillements, engourdissement, affaiblissement considérable de la motilité des membres inférieurs ; survient le retour des règles, tous les signes de la paraplégie disparaissent.

OBSERVATION XXXIX.

(Communiquée par M. Peter. Clinique inédite de Saint-Antoine, 1876).

Une jeune femme atteinte d'hémiplégie gauche, avec diminution de la motilité et de la sensibilité, semble depuis quelques jours sous le coup d'une paraplégie imminente : elle se plaint de fourmillements et d'affaiblissement considérable, dans les deux membres inférieurs, avec diminution de la sensibilité. Dans ces conditions, le flux menstruel survient, immédiatement plus d'engourdissement ni de fourmillements dans la jambe droite, et même le côté gauche est moins paralysé que précédemment. J'appelle votre attention sur ce fait de coïncidence entre la diminution de la paralysie et l'évolution normale de la fonction menstruelle.

Maintenant qu'il est établi que la suspension du flux menstruel peut donner lieu à une congestion supplémentaire sinon de la moelle, du moins de ses enveloppes et des plexus veineux rachidiens, il est aisé de comprendre, que si l'écoulement sanguin vient à être supprimé d'une façon définitive, le développement de la congestion spinale va se trouver ainsi, singulièrement favorisé. En un mot, la *paraplégie congestive* doit être fréquente à la ménopause, voilà ce que dit la théorie :

« J'ai, dit Leroy d'Etioles (*loc. cit.* p. 163), interrogé à la Salpétrière un grand nombre de paraplégiques, beaucoup d'entre elles le sont devenues à l'époque critique, par arrêt du flux menstruel. »

La clinique vient donc justifier la théorie : elle montre que la paraplégie est un accident de la ménopause ; mais on doit ajouter, c'est un *accident rare*. On en conçoit facilement la raison, si l'on se rappelle ce que nous avons dit des troubles divers qui caractérisent l'âge critique, les pertes utérines, les hémorrhagies par les muqueuses, les sueurs profuses, les diarrhées périodiques, les flux hémorrhoïdaux, etc, sont autant d'agents de dérivation pour les phénomè-

nes congestifs de la pléthore ménopausique. C'est grâce à
ces circonstances que l'hyperémie spinale se trouve empêchée; malheureusement il n'en a pas été toujours ainsi,
comme on le verra par les observations suivantes.

Les faits que nous rapportons sont des cas de paraplégie
par congestion spinale, née au moment de la ménopause,
ils sont au nombre de cinq : l'un est emprunté à Ollivier
(d'Angers), un autre a été observé dans le service de M. le
Dr Millard, les trois derniers nous sont personnels, ils proviennent des services de nos excellents maîtres, MM. Desnos et Mesnet.

OBSERVATION XL.

Ménopause, irrégularités dans la menstruation. — Congestions rachidiennes cervico-dorsales, récidives fréquentes de paralysie incomplète
des membres supérieurs et inférieurs. Douleurs dorsales, etc. — (Olli
vier (d'Angers). Maladies de la moelle épinière, 1827-1837, t. II
page 63, obs. 75).

Mme X..., âgée de 49 ans, a cessé de voir paraître ses règles avec la
même exactitude depuis un an. A dater de cette époque, elle éprouva
des accidents qui se répétaient à des intervalles plus ou moins éloignés, et dont l'intensité, toujours croissante, la détermina à me consulter. Voici quels sont les symptômes qui se manifestent et qui sont
d'autant plus prononcés et prolongés qu'il y a plus d'intervalle dans les
retours irréguliers de la menstruation.

Sans aucune cause appréciable, que Mme X... soit levée ou couchée,
à jeun ou venant de manger, qu'elle marche ou soit assise, elle ressent
tout à coup une pesanteur, une constriction à l'épigastre ; immédiatement après cette sensation qui n'est que passagère, survient une
bouffée de chaleur à la face et à la tête qui se dissipe presque aussitôt,
et au même instant lui succède un sentiment de brûlure vive dans la
moitié supérieure du dos, depuis la septième cervicale jusqu'à la huitième dorsale environ, et dans une largeur de quatre travers de doigt
environ. Cette douleur cuisante se propage rapidement aux deux bras
qui deviennent lourds, endoloris, les mouvements des doigts sont dif-
ficiles d'abord, puis impossibles ; si madame veut saisir un objet quelconque de l'une ou l'autre main, il lui échappe.

Cette paralysie incomplète est accompagnée d'un engourdissement général des deux membres qui restent pendants le long du corps comme deux masses inertes, la respiration devient plus difficile, la malade se plaint d'étouffer. Ces accidents durent avec la même intensité pendant une heure environ, puis une sueur générale et froide recouvre tout le corps, il semble qu'un filet d'eau glacée descend des reins dans les membres inférieurs qui perdent à leur tour la force de soutenir la malade, de sorte qu'il lui est arrivé plusieurs fois de tomber à terre quand cette paraplégie incomplète succédait inopinément au retour de la sensibilité et du mouvement dans les membres supérieurs ; la disparition de la douleur dorsale est simultanée. Ces attaques de paralysie successive des membres supérieurs et des inférieurs accompagnées de tous les symptômes sus-décrits se renouvellent plusieurs fois dans la même journée et durent ainsi 4 ou 5 jours. Durant ce temps la constipation est opiniâtre, madame X. ne va à la garde robe qu'au bout du 4e jour ; elle urine 6 ou 8 fois très-abondamment, et chaque fois l'émission de l'urine est précédée d'un besoin pressant que la malade a peine à maîtriser.

La nuit même, la malade est quelquefois réveillée en sursaut pa une suffocation imminente à laquelle succèdent la chaleur passagère de la tête, les douleurs dorsales et tous les autres phénomènes indiqués.

Chaque fois que les règles doivent reparaître leur retour est précédé pendant trois ou quatre jours de tous les symptômes décrits, et 8 ou 10 jours après la cessation de l'écoulement menstruel qui est abondant et dure 3 jours, les mêmes accidents se renouvellent à dix ou douze jours d'intervalle. Je dois ajouter que l'affaiblissement des membres inférieurs se dissipe à son tour graduellement, de sorte que trois quarts d'heure suffisent en général pour que le retour à la santé soit complet : alors il ne reste aucune trace des accidents qui existaient peu auparavant et madame X. jouit de la plénitude de toutes ses facultés, jusqu'à ce qu'un nouveau retour des accidents vienne tout à coup interrompre ce calme passager.

« Je ne doutai point un instant que tous ces phénomènes ne fussent produits par une congestion rachidienne momentanée dont, la partie inférieure de la région cervicale et la moitié supérieure de la portion dorsale de la moelle épinière et de ses enveloppes étaient le siége : *il était évident que cet afflux passager du sang dans le système vasculaire rachidien avait lieu depuis que l'utérus cessait d'être un centre de dérivation et d'écoulement pour ce liquide.* Cependant les règles apparaissant

Barié.   11

encore de temps en temps, je conseillai d'abord plusieurs applications de sangsues sur la région douloureuse du dos, en même temps que des bains tièdes et fréquents, et quelques lavements purgatifs. Sous l'influence de ces seuls moyens, les accidents devinrent beaucoup moins fréquents et les règles revinrent plus souvent.

«Ces saignées locales ont apporté dès le début une amélioration très-marquée et telle que la malade n'en avait pas éprouvé depuis un an.

En comparant ces deux résultats je n'hésite pas à croire que l'application des sangsues à la vulve qui pourrait ici paraître plus rationnelle, n'aurait pas eu les mêmes avantages que celle faite sur le siége même de la douleur dorsale et qu'indiquent d'ailleurs son degré d'intensité et les souffrances qu'elle cause à la malade. »

Ollivier (d'Angers), fait suivre cette intéressante observation de la remarque suivante : « Il résulte, dit-il, que les désordres de la menstruation sont une cause fréquente de congestion rachidienne chez la femme, ils prouvent aussi que les effets de cette congestion sont parfois partiels, locaux ».

OBSERVATION XLI (Personnelle).

Paraplégie congestive de la ménopause, accidents pléthoriques: hémorrhoïdes, bouffées de chaleur à la face, sueurs profuses. — Très-légère amélioration.

La nommée T..Elisabeth, lingère âgée de 50 ans entre le 9 avril 1874 à l'hôpital St-Antoine, salle Ste-Cécile, lit n° 12, service de M.le Dr Mesnet. La malade, femme assez robuste, a toujours eu bonne santé, sauf une pneumonie à l'âge de 30 ans. Menstruation régulière autrefois; depuis 10 mois elle ne voit plus ses règles et n'a que de temps à autre un léger écoulement leucorrhéique rosé. A partir de la cessation elle a toujours eu quelques indispositions légères, migraines, céphalalgie, un peu d'insomnie. Quelquefois le matin, en se mouchant, elle avait de légères épistaxis. Une fausse couche à 18 ans et depuis 3 enfants. Elle a longtemps habité la campagne et n'a jamais eu d'accidents nerveux.

Il y a 6 mois, la malade qui, pendant une journée, avait fait de longues courses, éprouva le soir en rentrant chez elle des fourmillements dans le *membre inférieur droit*; ils étaient parfois si intenses, surtout dans la cuisse et le mollet, qu'elle ne put dormir de toute la nuit; ces fourmillements se calmaient quand elle était debout. Le lendemain, la malade très-fatiguée avait encore des fourmillements dans la jambe droite ; elle put néanmoins marcher pendant la journée et même le soir le malaise avait disparu. Deux ou trois jours après, elle éprouva de vives douleurs dans les lombes et dans la cuisse droite avec crampes dans le mollet, elle pouvait à peine marcher et garda la chambre toute la journée. Des frictions calmantes ordonnées par un médecin ne la soulagèrent pas.

Quinze jours se passèrent ainsi, la malade vit disparaître les douleurs vives, mais elle constatait en même temps qu'elle ne pouvait plus se tenir sur la jambe droite, sans s'appuyer sur un bâton. Bientôt elle ressentit des piqûres d'aiguille, des sensations de froid et quelques élancements dans le *membre inférieur gauche*; ces douleurs étaient passagères et venaient surtout pendant la nuit. Peu à peu il fut impossible à la malade de marcher sans être soutenue sous les bras, plus tard même elle dut rester assise toute la journée. Depuis deux mois environ le même état persiste, sans aggravation. Quelques épistaxis. Traitée en ville par les bains sulfureux, elle n'a pas éprouvé d'amélioration.

Etat actuel. La malade est venue en voiture, elle ne peut marcher. Debout et soutenue par des aides, elle fait quelques pas en glissant les pieds sur le parquet : la jambe droite est plus faible que celle du côté gauche sur laquelle la malade étant soutenue par les bras, peut se reposer pendant quelques minutes. Quand elle est couchée, elle ne ressent que de l'engourdissement, dans les deux jambes, elle peut faire quelques mouvements de latéralité avec aisance; la sensibilité paraît intacte, et les masses musculaires ont conservé toute leur contractilité. Fourmillements douloureux surtout à droite, sensation fréquente d'eau glacée coulant le long de la cuisse du même côté. Douleurs lombaires devenant parfois lancinantes, et augmentées par la pression sur le rachis. Rien au cœur, ni aux poumons, Depuis deux mois la malade perd du sang en allant à la garde-robe ; bouffées de chaleur à la face, sueurs très-abondantes au visage et dans la paume des mains. Appétit médiocre. Un peu de constipation.

Traitement. Ventouses sèches appliquées le long du rachis.

Poudre *Scammonée, Jalap*, aa 0,50 centig. en deux fois.

20 avril. Même état. Il est presque impossible à la malade de se tenir debout sans le secours d'un aide. Electrisation méthodique des

membres inférieurs qui se contractent facilement, la jambe droite éprouve quelques douleurs sous l'influence de la faradisation.

1ᵉʳ mai. Même état. Nouvelle application de ventouses le long du rachis.

Le 5. La malade se trouve mieux, et attribue l'amélioration à une douche froide qu'on lui a donnée sur la colonne vertébrale, ses jambes lui paraissent moins raides. Le soir à ma visite elle se plaint d'une sensation de froid dans la jambe droite. Urine facilement.

Le 16. Sueurs profuses, prurit généralisé qui empêche le sommeil. Grande difficulté pour la marche, la station debout est presque impossible; constipation extrême. La malade s'inquiète beaucoup de son état. Ecoulement leucorrhéique léger. Douleurs lombaires.

Le 26. La malade quitte l'hôpital pour aller dans son pays; sous l'influence régulière de l'électrisation, il est survenu une très-légère amélioration; appuyée sur un bâton, cette femme a pu faire avec difficultés, il est vrai, quelques pas dans la salle. »

Le début des accidents trois mois environ après la cessation, des signes certains de pléthore généralisée coincidant avec l'apparition des troubles de la motilité, l'absence de névropathie et de tout antécédent morbide ou héréditaire, la rémission partielle des accidents dans un autre cas analogue (obs. XLIII) par une tentative de retour de la menstruation, sont autant de circonstances qui nous autorisent à rapporter cette paraplégie à une congestion spinale, supplémentaire du flux menstruel.

OBSERVATION XLII (Personnelle).

Ménopause, phénomènes congestifs vers les organes du petit bassin.
Paraplégie incomplète. — Amélioration.

La nommée, G..., Catherine âgée de 56 ans, marchande de gâteaux, entre à l'hôpital de la Pitié, salle Ste-Geniève, nº 31, service de M. le Dʳ Desnos, le 2 juillet 1875. Pas de maladies antérieures, excellente santé, pas d'accidents nerveux.

Elle a eu quatre enfants. La menstruation est venue régulièrement jusqu'il y a 6 mois; depuis le mois de janvier elle n'a plus ses règles mais chaque mois, à l'époque correspondant à la période cataméniale, elle éprouve des douleurs lombaires, des coliques, des pesanteurs au périnée et du prurit anal. Ces troubles sont accompagnés d'un léger écoulement leucorrhéique.

Le début de la maladie remonte à un mois environ : en traversant une rue, sensation de faiblesse dans le *membre inférieur gauche* qui pliait sous le poids du corps, elle dut s'appuyer sur le bras d'une personne qui l'accompagnait pour ne pas tomber. Le soir, de retour chez elle, elle éprouve les mêmes symptômes, mais ce furent les deux jambes qui fléchirent sous elle, et la malade tomba sur le carreau. Huit jours après, retour des mêmes accidents accompagnés de douleurs lombaires, et d'un sentiment de constriction en ceinture à la base de la poitrine. Le premier juin, sensations d'engourdissement dans tout le membre inférieur gauche; enfin depuis quelques jours, fourmillements sensation de lourdeur, de faiblesse dans *la jambe et la cuisse droite*.

État actuel. Le jour de son entrée dans la salle, la malade assise sur une chaise attendant que son lit soit préparé, éprouve subitement un sentiment de gêne, une sensation de froid intense dans la jambe et le genou gauche, de vives douleurs dans les lombes, et quelques petits mouvements convulsifs dans le membre tout entier. La force musculaire est conservée, la sensibilité intacte, mais on observe quelques troubles de calorification : la main appliquée successivement sur les deux jambes perçoit une différence au profit de la jambe droite. D'ailleurs cette différence est passagère. La marche est très-difficile, si on n'aide pas la malade en la soutenant sous les aisselles, elle avance très-lentement, en faisant glisser ses pieds sur le parquet. En présence de ces troubles de la motilité, et vu leur apparition brusque, leur durée passagère, leur disparition subite, chez une femme qui n'est pas nerveuse et dont l'organisme ne paraît pas atteint profondément, M. Desnos pense que ces différents troubles ne peuvent être rapportés qu'à une cause également passagère, intéressant les centres nerveux et la moelle en particulier. La cessation des règles, les phénomènes de congestion dans le petit bassin, les douleurs lombo-abdominales analogues à celles qui précèdent le flux caténial, permettent de supposer que les troubles nerveux sont en rapport avec des phénomènes congestifs semblables vers la moelle, se manifestant par des troubles de la motilité. En un mot le diagnostic porté est : *congestion de la moelle, supplémentaire des règles, paraplégie incomplète, consécutive*. Dans ces cas, M. Desnos pense que la médication à instituer, doit être une révulsion énergique sur la colonne vertébrale, ventouses, cautères par exemple, dans quelques cas on pourrait essayer d'agir directement sur les vaisseaux sanguins de la moelle, par l'ergot de seigle, ou dans certaines conditions par l'hydrothérapie. 15 ventouses sèches le long du rachis.

Le 6 juillet. Même état, la marche est très-difficile ; quand la malade est couchée les mouvements sont moins pénibles. Hier la malade debout au pied de son lit, a voulu faire quelques pas, toute seule, elle a failli tomber. On a dû la remettre au lit ; une fois couchée, les deux jambes mais surtout la gauche, ont été prises de petits soubresauts. Sensibilité électro-musculaire conservée. Nouvelle application de ventouses.

Le 12. La malade est beaucoup mieux, elle marche un peu en traînant le pied gauche à plat sur le sol. De temps à autre elle ressent des fourmillements dans les membres inférieurs des deux côtés.

Le 16. La jambe droite est solide, la gauche est moins engourdie que lors de son entrée, la malade marche assez bien en s'appuyant sur une canne.

Le 20. Sortie. Amélioration très-notable. La malade marche seule, elle s'appuie sur une canne, et avance lentement par petits pas.

Observation XLIII (Personnelle).

Ménopause, paraplégie incomplète, consécutive. — Crampes, douleurs dans les membres paralysés.

La nommée E..., Julie, âgée de 48 ans, jardinière, entre à l'hôpital St-Antoine le 18 septembre 1874, salle Ste-Cécile, n° 7, service de M. le Dʳ Mesnet. Bonne santé antérieure, elle a eu sept enfants dont le dernier à 9 ans. Réglée à 15 ans, menstruation régulière jusque il y a 5 mois. Depuis, la malade n'a pas revu ses règles, mais elle [perd un peu en blanc, a souvent des coliques, de la diarrhée, des pesanteurs et des douleurs dans les lombes et le haut des cuisses. Jamais de crises d'hystérie.

Depuis le mois de mai, la malade perd ses forces, ses jambes fléchissent sous elle, elle attribue le tout à une fatigue excessive pendant une quinzaine de jours à la suite de travaux de jardinage. Malgré ces troubles de la motilité, qui l'obligeaient quelquefois à prendre du repos, elle travailla tant bien que mal, jusque vers le 15 septembre, mais à partir de cette époque, il lui fut désormais impossible de marcher. Vers la mi-juillet en revenant de la halle, elle fut prise le soir, de crampes et de picotements dans la cuisse et dans le pied *du côté droit*. Tout le membre lui paraissait lourd, il lui semblait qu'elle *traînait sa jambe*.

Des frictions et quelques bains calmèrent les douleurs. Éruption de furoncles à la nuque et au dos. Au mois d'août, les douleurs revinrent beaucoup plus vives, et en même temps, la malade commença à éprouver de la gêne dans *la jambe gauche*.

Enfin vers le 15 septembre, la marche devint impossible, les deux jambes étaient paralysées, mais celle du côté droit était plus lourde et plus engourdie.

Etat actuel. — Debout la malade ne peut marcher que très-difficilement et appuyée sur sa canne, elle frotte le parquet avec le pied droit, la jambe gauche a un peu de tremblement. Quand elle est au lit, les fourmillements augmentent, mais les mouvements des jambes sont un peu plus libres. Bon état général, rien au cœur, ni aux poumons. Les muscles répondent bien à l'électrisation et la sensibilité électro-musculaire est intacte. Pas d'anesthésie ni d'hyperesthésie. La malade se plaint souvent le soir de céphalalgie frontale, elle n'y était pas sujette auparavant. Constipation opiniâtre. Traitement. — Ventouses parallèles au rachis. Douches. — 2 pilules de Méglin.

2 octobre. Même état, la jambe droite est souvent le siége d'élancements douloureux, la marche est impossible. Chaleur au visage.

Le 7. Etat stationnaire, douleurs lombaires assez vives, leucorrhée.

Le 9. *Douches.* — Sous l'influence de l'hydrothérapie il survient un écoulement leucorrhéique teinté de rouge, il semble que la paralysie des membres inférieurs soit moins accusée.

Le 11. La malade s'est trouvée mal en prenant sa douche, elle se plaint de maux de tête et de douleurs lombaires. Sueurs nocturnes.

Le 17. Un peu d'amélioration pour la jambe gauche. Vésicatoire à la région lombaire. Constipation, Eau de-vie allemande, 20 grammes. Miction facile.

Le 21. La jambe droite reste dans le *statu quo*. Quelques fourmillements parcourent la partie supérieure de la cuisse. Sensibilité toujours intacte. Intelligence parfaite. Assez bon appétit.

Le 25 La malade a un peu d'ictère, elle demande sa sortie. La marche est toujours difficile, il y a néanmoins une grande amélioration surtout pour la jambe gauche. Les douleurs lombaires ont disparu après l'application du vésicatoire.

On remarquera que dans presque toutes ces observations, les malades qui, debout, ne font mouvoir leurs jambes qu'avec une extrême difficulté, sont beaucoup moins gênées dans leurs mouvements dès qu'elles sont couchées.

Ollivier, d'Angers, qui avait déjà mentionné le fait, l'explique en disant que, par suite de la congestion des enveloppes médullaires, il se forme un peu de sérosité dans le canal rachidien ; quand la malade est debout, toute la sérosité tombe dans la portion la plus déclive, et la partie inférieure de la moelle est comprimée, d'où augmentation des troubles parétiques ?

OBSERVATION XLIV (Résumée).

Début de la ménopause. — Paraplégie : Amélioration des accidents quand les règles reviennent, aggravation quand elles cessent de couler. — (Peytard. Congest. rachid. de causes menstruelles. Thèse, Paris, 1867, page 25).

Joséphine B..., 40 ans, blanchisseuse, entre le 16 janvier 1866 à l'hôpital Saint-Antoine, service de M. le Dr Millard, salle Sainte-Agathe n° 10.

Cette femme est d'une bonne constitution, d'un tempérament lymphatique. Pas d'autres maladies qu'une variole à 17 ans. Pas rhumatisante et n'a jamais eu d'attaques d'hystérie. Pas d'affections cérébrales, la colonne vertébrale est bien conformée, pas de rachitis. Réglée à 10 ans 1/2, l'écoulement menstruel se faisait régulièrement tous les mois et durait huit jours. Mariée à 23 ans, elle a eu sept enfants, sa quatrième couche seule a été difficile. Vers les premiers jours de novembre 1865, ses règles vinrent à l'époque ordinaire mais l'écoulement fut plus long, elle perdit du sang pendant vingt jours, en faible quantité la dernière semaine. Ce n'est qu'au mois de janvier 1866 que le flux périodique revint ; le 12 janvier, le sang qui coulait cessa brusquement, la malade avait trempé ses mains dans l'eau froide. Elle éprouva bientôt de la rachialgie, et se sentit serrée à l'épigastre comme par une ceinture. Elle finit néanmoins son travail, rentre chez elle et prend le lit en proie à une céphalalgie intense. Le lendemain 13 la rachialgie et les douleurs en ceinture n'avaient pas disparu. Elle veut cependant se lever, mais ses jambes fléchissent sous le poids du corps, elle tombe les jambes croisées dans la position du tailleur. Durant trois jours son état reste stationnaire, elle consulte son médecin qui lui ordonne un purgatif.

État actuel. — Les membres inférieurs sont complètement étendus sur le lit, la malade ne peut soulever les jambes qu'avec beaucoup de difficulté à 0,03 ou 0,04 centimètres au-dessus des draps ; il lui est impossible de les croiser complètement ; de plus elle porte avec peine le talon d'un pied sur le cou-de-pied de l'autre. Les membres soulevés retombent sans qu'elle puisse les retenir, elle ne sent pas quand on la touche, elle n'éprouve aucune douleur quand on la pince, le contact des corps chauds ou froids passe inaperçu. Pour l'un et l'autre membre, l'absence de la sensibilité ne s'étend depuis la plante des pieds qu'à 0,03 ou 0,04 centimètres au-dessus de la rotule ; les cuisses ont conservé leur sensibilité normale. La malade ne peut marcher seule, soutenue par deux aides, elle traîne les pieds et il lui semble qu'elle marche sur des pointes. Les douleurs lombaires existent toujours, on les augmente en comprimant les apophyses épineuses. Aucun désordre dans les autres organes, Miction facile, selles normales. Traitement : 8 ventouses scarifiées le long du rachis, 2 pilules écossaises. Les règles ne revinrent régulièrement que trois mois plus tard et jusqu'à cette époque l'état resta stationnaire. On prescrit successivement de l'iodure de potassium et de la teinture de noix vomique.

21 janvier. Le flux est revenu depuis deux jours. La malade commence à lever les jambes un peu plus haut et plus facilement. La sensibilité reste obtuse.

Le 22. Effrayée par sa voisine qui eut une attaque d'hystérie au milieu de la nuit, ses règles cessent de couler, aussitôt douleurs de reins, coliques ; la paraplégie qui s'était amendée revient comme précédemment.

Le 24. Les règles rappelées par des sangsues à la face interne des cuisses amènent du soulagement, les membres se meuvent facilement.

Le 26. La malade est sensible à l'électrisation elle sent qu'on la touche ou qu'on la pince. État stationnaire jusqu'au 17 mai.

17 mai. Réapparition des règles qui coulent jusqu'au 25.

Le 24. Amélioration. La malade marche sans aides et avec assurance. elle fait un mouvement de hanches pour porter en avant les membres inférieurs. Sensibilité parfaite. elle fait deux ou trois pas, mais tombe après.

16 juin. La malade va mal : douleurs lombaires, rachialgie, fourmillements.

Le 18. Marche impossible. elle se tient cependant sur les jambes.

mais il lui semble qu'elle marche sur des clous. Douleurs continues, rachialgie.

Le 25. Les règles venues le 19 cessent le 22. Amélioration des douleurs lombaires.

Le 27. La sensibilité est revenue, mais elle n'a pas encore son intégrité complète. La malade marche avec un bâton, en traînant la jambe droite.

3 juillet. Eruption d'urticaire aux jambes. La paralysie s'améliore, la malade marche en frappant le sol du pied droit. Sortie.

L'histoire de cette malade soulève un point particulier : Ce n'est pas, à vrai dire, la ménopause seule qui a provoqué la suppression brusque cause de tous les accidents, celle-ci est due en partie à l'impression du froid causée par l'immersion dans l'eau des mains de la malade, mais on peut dire que la suspension du flux s'est faite d'autant plus rapidement que l'organisme y était déjà prédisposé par les approches de la ménopause, à laquelle il est permis d'attribuer la première suppression bien antérieure au début des accidents.

Les faits que nous venons de rapporter nous permettent d'établir que les troubles menstruels qui caractérisent l'âge critique (suspension, retards, suppression définitive), peuvent amener des *paraplégies congestives* par hyperémie supplémentaire de la moelle et de ses enveloppes. On ne saurait ici invoquer l'hystérie comme cause des accidents, l'état nerveux, antérieur et actuel, a été noté avec soin, et aucune des malades n'était sujette à cette névrose. Jamais d'attaques, ni de troubles de la sensibilité générale ou spéciale, pas de rétention d'urine, laquelle « n'existe que dans les cas d'hystérie confirmée (1). » Au surplus, chez toutes ces malades, la contractilité et la sensibilité électro-musculaires, avaient conservé leur intégrité

(1) MESNET. Des paralysies hystériques. Th. Paris, 1852, p. 42.

parfaite, ces signes, d'après Duchenne (de Boulogne), ne
s'observent pas généralement dans les paralysies hystériques (1). Enfin, on remarquera que sur 3 malades, les
symptômes morbides prédominaient du côté droit, ce qui
n'est pas d'accord avec les observations de M. Briquet (2),
qui a fait remarquer que les paralysies du mouvement de
cause hystérique, siégeaient presque toujours du côté
gauche.

Le retour des règles dans les cas d'Ollivier et de Millard,
les révulsions locales dans nos propres observations, en
décongestionnant le rachis, si je puis ainsi dire, ont fait
cesser ou amender le processus morbide en rétablissant le
cours normal de la circulation. Dans un cas (obs. XLI),
l'amélioration a été très-légère, ce qui nous autorise à penser qu'il y avait peut-être déjà, chez cette femme, une
myélite légère. On conçoit d'ailleurs que si les phénomènes
congestifs se réitèrent, ils laissent après eux des dilatations
capillaires et un foyer irritatif permanents, capables d'être
le point de départ d'altérations plus ou moins profondes
dans le tissu nerveux. Il y a là un point de diagnostic difficile à éclaircir, car, ainsi que nous l'avons dit plus haut,
il n'est guère possible de distinguer une congestion spinale
d'une myélite légère. Un signe important sépare les paraplégies congestives de la ménopause des accidents analogues
observés pendant la période d'activité utéro-ovarienne :
chez les femmes adultes, c'est quelques heures, quelques
jours au plus après l'arrêt des règles, que se montrent les
signes de la congestion rachidienne ; à la ménopause, ce
n'est qu'au bout de plusieurs semaines, même de plusieurs
mois qu'apparaissent les premiers symptômes. La différence

(1) DUCHENNE (de Boulogne). De l'électrisation localisée, etc., 3° édition, 187 .

(2) BRIQUET. Traité clinique et thérapeutique de l'hystérie, 1859,
p. 441 et suiv.

d'intensité, de régularité des phénomènes fluxionnaires explique suffisamment la divergence entre les accidents du début et ceux de la fin de la menstruation.

Des quatre variétés de paraplégie que nous croyons pouvoir admettre, la *paraplégie congestive* est la moins rare de toutes.

2° *Paraplégie ischémique.* — Pour que l'intégrité des fonctions de la moelle subsiste, il faut que la circulation sanguine s'y fasse régulièrement et en quantité suffisante. Si la quantité de sang n'est pas suffisante, il y a ischémie, la circulation se fait mal, et il peut se produire des paralysies [1]. M. le professeur Vulpian [2], reprenant les expériences de Flourens (Acad. des sciences, 1847-1849), pratiqua des injections d'eau contenant en suspension de la poudre de lycopode, dans l'artère crurale d'un chien, de la périphérie vers le cœur, en ayant soin de pousser assez fort pour que le liquide pénétrât dans l'aorte à une assez grande hauteur, a constaté que l'anémie artérielle produite brusquement dans la moelle par cette méthode, déterminait la suspension des fonctions de cet organe : abolition immédiate de la motilité, de la sensibilité et des actions réflexes. Tout le monde connaît l'observation classique de Barth [3], paraplégie par oblitération complète de l'aorte. D'autres causes produisent l'anémie médullaire et par suite les troubles de la motilité qui en sont la conséquence, ce sont : l'anémie constitutionnelle (chlorose), les spoliations sanguines abondantes, métrorrhagies, hémorrhoïdes, etc.

Sous le nom de paraplégie chlorotique, Van Bervliet [4] a publié l'observation curieuse d'une jeune fille de 20 ans,

[1] Jaccoud. Des parapl gies et de l'ataxie des mouvements. Paris, 1864.

[2] Vulpian. Gazette hebdomadaire, 1861, p. 414.

[3] Barth. Archiv. gén. méd., 1835.

[4] Van Bervliet. Ann. Société méd. de Gand, 1861, p. 37.

non hystérique et d'une excellente santé antérieure, qui fut atteinte de paraplégie complète quelques semaines avant la menstruation. La station et la marche étaient devenues tout à fait impossibles, mais la sensibilité était conservée aux jambes. Pas de troubles de la miction. Cette jeune fille qui ne présentait aucun accident nerveux fut considérée par ce médecin comme atteinte de chlorose et traitée en conséquence par les toniques, le fer, les analeptiques, etc.; deux mois après, l'état anémique s'était amendé, et la jeune fille guérie de sa paralysie. Un fait analogue avait été rapporté par Dusourd dans son *Traité de la menstruation* (1).

Une jeune fille de 18 ans, chlorotique depuis deux ans, éprouva dans les cuisses et les jambes, un fourmillement et une faiblesse qui, malgré les moyens employés, augmenta tellement que la station devint impossible. Au bout de trois mois environ de traitement tonique, les membres étaient redevenus aussi forts qu'auparavant. Cette dernière observation a moins de valeur que la première, il n'y est pas fait mention de l'état du système nerveux, or, si l'on songe à la coïncidence habituelle de la chlorose et de l'hystérie, on est tenté, faute de renseignements, de rattacher à cette dernière affection, la paraplégie observée chez cette jeune fille. Néanmoins comme la chlorose entretient dans l'organisme, un état anémique auquel la moelle prend sa part, on peut la considérer comme une cause (très-rare, sans doute) de paraplégie.

L'*influence des hémorrhagies* est mieux démontrée, Grisolle (2), Landry, etc., ont signalé des paralysies qui n'avaient pas d'autre cause. M. Moutard-Martin (3) a fait connaître à la Société médicale des hôpitaux, des cas de

(1) Dusourd. Traité prat. de la menstruation, 1857, p. 372.
(2) Gazette des hôpitaux. Octobre 1852.
(3) Moutard-Martin. Paraplégies par hémorrhagies utérines. *Union médicale*, 12 octobre 1852.

paraplégies causées par des hémorrhagies utérines ou rectales.

D'après ce que nous venons de dire, il semblerait que l'âge critique où s'observent si fréquemment des métrorrhagies, des flux hémorrhoïdaux abondants, capables d'anémier profondément l'organisme féminin, dût engendrer communément des paraplégies ischémiques, il n'en est rien cependant, et nous ne savons pas que des faits de ce genre aient été souvent observés.

Une seule observation, due à Macario (1), se rapproche jusqu'à un certain point de cette sorte d'accident : il s'agit d'une femme de 39 ans, *aux approches du temps critique*, qui, prise brusquement d'une ménorrhagie extrêmement abondante, devint paralysée des membres inférieurs. Un traitement approprié, où dominaient les toniques, amena la guérison complète de la paraplégie.

Nous rappellerons l'histoire de la malade qui fait le sujet de l'observation IIe, laquelle, sujette depuis la ménopause, à des entérorrhagies abondantes et répétées, accusait une véritable parésie des membres inférieurs.

3° *Paraplégie d'origine périphérique.* — Sous ce nom, on désigne les paraplégies produites par le mécanisme suivant : une excitation prolongée, partie de la périphérie se transmet, par l'intermédiaire des nerfs, jusqu'à la moelle qui réagit à son tour sur les faisceaux nerveux qui en émergent. Broussais, depuis longtemps, avait fait connaître des paralysies sympathiques dépendant d'affections du foie, des reins, de la rate. Chomel, Trousseau ont signalé de même des paraplégies indépendantes de la myélite ; Stanley et Rayer (2) les avaient vues survenir dans les affections des

(1) MACARIO. Des paraplégies essentielles. Ann. médic. de la Flandre occident., 1854, p. 31.
(2) RAYER. Trait. des mal. des reins, t. III, p. 168, 1841.

reins, enfin, Graves qui les avaient observées dans les maladies de l'utérus, leur a donné le nom de *paraplégies réflexes*.

On a beaucoup discuté sur la nature et sur la physiologie pathologique de ces paralysies; l'existence même de celles qui sont consécutives aux affections utérines, les seules dont nous ayons à nous occuper ici, paraîtrait bien compromise, si l'on devait s'en rapporter à cette phrase de Gallard (1) : « J'ai souvent entendu parler de paraplégies qui peuvent, dit-on, survenir dans le cours des maladies chroniques des organes génitaux internes de la femme, mais je dois avouer qu'il ne m'a jusqu'à présent, jamais été donné d'en observer un seul cas. »

Cependant des observateurs dignes de foi en ont signalé un assez grand nombre de cas : Nonat a vu 8 cas de paraplégie, rapportés dans la thèse d'un de ses élèves (2), consécutive aux affections de matrice et guérie après la disparition de la maladie utérine. Lisfranc (3) en rapporte 2 cas, l'un entre autres dans lequel il s'agit d'une dame déjà âgée, atteinte de paraplégie et traitée en vain depuis longtemps pour une affection supposée de la moelle épinière, la paraplégie disparut après qu'on eut guéri la métrite chronique, seule cause de tous les accidents. Brown-Séquard a vu une jeune dame, non hystérique, qui, à chaque période menstruelle était frappée de paraplégie complète, sans troubles du côté de la vessie et du rectum. Cette malade, atteinte de dysménorrhée, avait un utérus très congestionné, volumineux et en antéflexion. Un traitement approprié, un bandage contentif bien appliqué, firent disparaître les accidents paralytiques. Etcheverria a signalé également des para-

---

(1) GALLARD. Leçons clin. sur les maladies des femmes, 1873, d. 311.
(2) ESNAULT. Paralysies sympt. de la métrite et du phlegmon utérin. Th. Paris, 1857.
(3) LISFRANC. Clinique chirurgicale de la Pitié, 1842, t. II, p. 199.

plégies par irritation utérine (1). Enfin, plus récemment, à la clinique de la Charité, notre savant maître, M. le professeur Peter en a cité un curieux exemple qu'il a fait suivre d'une étude critique sur la pathogénie des paraplégies de cause utérine. Nous aurons bientôt l'occasion d'y revenir. Dans tous ces faits, il n'y a pas eu de vérification anatomique, mais pour des cas de nature identique, les paralysies par lésions des organes urinaires (néphrites, cystite, etc.), les autopsies ne manquent pas, et jamais on n'a trouvé d'altérations de la moelle ou de ses enveloppes; les observations de Rayer, de Chomel, de Cruveilhier et de Leudet(de Rouen), ne laissent aucun doute à cet égard.

La rareté, si ce n'est l'absence des affections inflammatoires de la matrice au moment de l'âge critique, explique la rareté des paraplégies réflexes de cause utérine, à cette époque de la vie de la femme. L'observation suivante, qui rentre dans cette variété, offre un certain intérêt.

Observation XLV.

Ménopause : Tuméfaction considérable de l'utérus, avec leucorrhée abondante. — Paraplégie incomplète. — Guérison de la métrite et consécutivement de la paralysie. (Wolf, de Bonn, in Leroy d'Etiolles. Loc. cit., p. 98, obs. XLV).

Madame M..., âgée de 50 ans, n'est plus réglée depuis huit ans. Depuis cette époque leucorrhée très-abondante, museau de tanche et paroi postérieure de la matrice, considérablement engorgés. Il survient bientôt de la paresse des membres inférieurs qui va croissant jusqu'à l'empêcher de faire un pas, sans l'assistance d'autres personnes : les pieds traînent à terre, mais si la malade est couchée sur le dos, les membres inférieurs ne sont pas gênés. Sensibilité des extrémités inférieures reste normale. Douleurs très-vives, dans la région sacrée, et par la pression on constate une grande sensibilité des apophyses épineuses de la région lombaire.

Pendant quelques mois la malade suivit un traitement : l'engorge-

(1) ETCHEVERIA. New-York medical Times, 1863.

ment de l'utérus diminua et avec lui, la faiblesse des extrémités inférieures qui redevinrent aussi fortes qu'auparavant.

On pourrait à la rigueur faire rentrer dans le groupe
des paraplégies d'origine utérine, au temps critique, cette
autre observation de Leroy d'Etiolles : une dame de 43 ans
fut frappée de cette paraplégie incomplète avec rétention
d'urine passagère ; l'examen de la matrice fit voir qu'elle
était très-engorgée et dans l'antéflexion, de plus, le col
était hypertrophié. Mais ce cas prête à la discussion, car
cette dame, dont la menstruation était encore régulière,
présentait quelques symptômes de nervosisme, qui a pu
exercer une certaine influence sur la production des troubles moteurs.

On a invoqué une *action réflexe* pour expliquer la production de ces paraplégies : l'hypothèse est la suivante :
une impression morbide part de l'utérus, va frapper la
moelle et de là réagir sur les membres inférieurs qui se
paralysent ; c'est, comme on le voit, une explication toute
mécanique. Mais, les affections utérines étant si fréquentes,
pourquoi donc la paraplégie est-elle si rare ?

Cette hypothèse ne pouvant se tenir debout, on a voulu
lui substituer la théorie de la paraplégie par compression,
elle n'est guère plus solide que sa devancière, car ne voit-
on pas des tumeurs énormes formées par l'utérus gravide,
qui persistent pendant neuf mois, n'entraîner que fort rarement la paralysie des membres inférieurs ; de plus celle-
ci est indépendante du volume de la tumeur car elle peut
apparaître à une époque quelconque de la gestation et même
quand l'accouchement est terminé. Pour Brown-Séquard
(*loc. cit.*,) l'irritation transmise à la moelle irait se réflé-
chir sur les vaisseaux sanguins de ce centre même, et
provoquer ainsi, l'anémie médullaire. Nous serions ainsi
ramenés aux paraplégies ischémiques. Cette théorie, à la-

quelle ont été faites de très-nombreuses objections que
nous n'avons pas à examiner dans ce travail, a été peu à
peu remplacée par celle de l'épuisement nerveux. Il faudrait alors rapprocher ces paraplégies de cause utérine des
troubles analogues provoqués par l'abus du coït, l'onanisme,
les pollutions nocturnes, etc., où il y a « perte matérielle
en même temps que dépense d'influx nerveux. » Aucune
de ces hypothèses ne satisfait l'esprit, et il faut en arriver
à cette conclusion que le mécanisme des paraplégies réflexes consécutives aux maladies de l'utérus, reste obscur (1).

Il est une condition importante cependant qu'il est impossible de passer sous silence, c'est pour un certain nombre de femmes, un *état de prédisposition*, né sous l'influence
du nervosisme antérieur ; cet état névropathique jouerait
même, d'après M. Peter, un rôle capital dans la production
des paraplégies dites réflexes utérines : « dans les maladies
de l'utérus, la paraplégie ne se manifeste que parce que les
individus ainsi lésés, étant nerveux par leurs antécédents
ou par hérédité sont placés par la maladie première dans
un état d'imminence morbide pour un trouble fonctionnel
de la moelle. » Mais enfin, étant donné le nervosisme habituel comme origine du mal, comment un état matériel va-
t-il intervenir pour provoquer la paraplégie ? M. Peter,
remarquant que dans les cas où il y a métrite ou pelvi-
péritonite chronique, les nerfs situés dans l'atmosphère
inflammatoire sont directement intéressés, et que, dans de
vieux foyers inflammatoires analogues, on trouve que le
névrilemme est le siége d'une prolifération de corpuscules
conjonctifs et les tubes nerveux comprimés, sans être altérés
dans leur texture, se demande si pour la production de ces

(1) Dict. encyclopédique, sc. méd.. t. VIII, p. 738. (Bouchard, Bertin,
Bernheim).

paraplégies on ne peut pas concevoir « qu'il se fasse de tube nerveux en tube nerveux, et de nerf en nerf, un travail de propagation qui nous explique les douleurs lombaires et hystéralgiques des affections utérines. Or les plexus atteints ne sont pas indépendants de la moelle, ils lui sont unis par des liens matériels, c'est ainsi que le mal peut gagner de proche en proche le point de la moelle d'où le plexus atteint, soutire son innervation » (1).

4° *Paraplégie hystérique.* — Bien que Macario ait prétendu que les paralysies hystériques se rencontraient surtout dans les membres inférieurs, on peut dire que la *paraplégie est rare en tant que paralysie hystérique.* Dans les 46 cas de paralysie hystérique rassemblés par Landouzy, on ne trouve que 9 paraplégies ; M. Mesnet (*loc. cit.*) sur 10 cas de paralysie hystérique ne donne que 2 cas de paraplégie. Si les troubles variés du système nerveux qui caractérisent l'hystéricisme sont habituels à la ménopause, l'hystérie vraie, par contre, est rare. Ce n'est donc pas à l'âge critique qu'il faut chercher des exemples de paraplégie hystérique. Sans doute il peut s'en produire, mais on doit les considérer comme exceptionnelles.

Nous avons vu précédemment que la ménopause avait dans certains cas (observ. XXII, XXIII, XXIV) aggravé, augmenté la fréquence, et même rappelé des attaques d'hystérie. M. Gueneau de Mussy, dans une clinique faite à l'Hôtel-Dieu, a rapporté le fait bien curieux d'une femme de 44 ans qui pendant de longues années avait été sujette à des accès convulsifs d'hystérie. A l'âge de 43 ans, ils cessèrent complètement et n'ont pas reparu depuis. Mais au moment de la ménopause, l'hystérie s'est manifestée de nouveau sous forme de paralysie du membre supérieur.

(1) PETER. Clinique de la Charité : Des pelvi-péritonites et la paraplégie utérine. Gazette des hôpitaux, 1871 et 1872, p. 91.

Observation XLVI.

Accès convulsifs d'hystérie pendant 25 ans, cessation depuis un an. —
Paralysie du membre supérieur gauche au moment de la ménopause. —
(Gueneau de Mussy, Union médicale, 1867, p. 4).

« Une femme de 44 ans, très-manifestement hystérique, avait des
accès convulsifs depuis l'âge de 18 ans. Depuis une année, ces accès
ont complètement disparu. La menstruation a cessé définitivement il
y a huit mois et aucun accident *immédiat* n'a suivi la ménopause.

« Il y a deux mois, la malade fut prise brusquement de vertige, de
douleurs dans le côté droit de la tête, son bras gauche tomba inerte et
insensible, elle ne perdit pas connaissance et fut amenée dans cet
état à l'hôpital. Nous constatâmes que cette femme avait une paralysie du membre supérieur gauche avec troubles de la sensibilité
s'étendant jusqu'à la partie supérieure de la poitrine du même côté. »

En dehors de la paraplégie dont nous venons d'esquisser
l'étude, l'âge critique ne nous paraît pas avoir d'influence
sur le développement des affections médullaires, celles-ci
d'ailleurs sont plus rares chez la femme que chez l'homme :
Sur 114 cas d'ataxie locomotrice, Topinard n'a trouvé que
33 femmes, de même Eisenmann sur 70 ataxiques n'a rencontré que 20 femmes. Quant à la *sclérose en plaques*, qu'on
peut à cause de la prédominance des lésions médullaires,
rattacher aux maladies de la moelle, si elle est plus
commune chez la femme que chez l'homme, elle apparaît
rarement après 30 ans (Charcot).

b. *Encéphale.* — Chez beaucoup de femmes pléthoriques,
l'âge climatérique est le signal des congestions cérébrales
auxquelles elles n'avaient jamais été sujettes auparavant
et dont on ne peut les délivrer qu'en pratiquant souvent
de petites émissions sanguines et en administrant des pur-
gations (Raciborski). Chouffe (*loc. cit*) a connu une dame
parvenue à l'âge de retour, qui depuis cette époque était
sujette à des céphalalgies violentes avec tendance à la

mélancolie. L'usage prolongé des évacuants la délivra de ces accidents. Piorry « a observé des « accidents cérébraux fort graves simulant une congestion cérébrale. » Celle-ci même, pourrait par son intensité, se transformer en une véritable hémorrhagie cérébrale avec symptômes paralytiques variés suivant le siége de la lésion. C'est ainsi que Joseph Franck a vu plusieurs fois survenir des apoplexies à la suite de phénomènes congestifs intenses vers l'encéphale : ces derniers étaient le résultat de l'arrèt brusque et inopportun de métrorrhagies abondantes à l'âge de retour. Tilt a observé deux cas analogues.

Les poussées hyperémiques vers la face et l'encéphale sont de règle, à la ménopause : ils se manifestent par des rougeurs, des bouffées de chaleur à la face (sur la production desquelles le nervosisme n'est pas étranger également, paralysie vaso-motrice, etc.) et des céphalalgies intenses. Ces accidents, dans la grande majorité des cas n'ont aucune gravité ; cependant nous avons vu dans le chapitre consacré aux affections mentales, que la congestion cérébrale pouvait avoir une influence sur le développement, à l'âge critique, de certains délires passagers, peut-être même de l'aliénation mentale ? (observ. XXXI).

Depuis longtemps déjà, Trousseau (1) a montré que ce que les anciens appelaient *congestion cérébrale apoplectiforme*, c'est-à-dire un ensemble de phénomènes morbides survenant subitement et ressemblant à ceux de l'apoplexie, n'était qu'une variété de l'épilepsie. Cette forme apoplectique précède souvent de plusieurs années la forme convulsive classique, et c'est pendant cette période initiale qu'on l'a prise souvent pour une *congestion cérébrale*. Elle se caractérise par une perte de connaissance, chute du malade suivi d'un état comateux qui peut durer plusieurs heures ;

1) Trousseau. Clinique de l'Hôtel-Dieu, 1873, 3e édit., t. II, p. 68.

après l'attaque on observe souvent des paralysies (la forme hémiplégique est la plus fréquente). Cette variété de l'épilepsie se distingue du grand mal par l'absence de la phase tétanique.

C'est à cette forme particulière de l'épilepsie et non à la congestion cérébrale, que nous rattachons les faits qui vont suivre : chez les deux malades les premières atteintes du morbus sacer datent du début de la ménopause, ce qui rend ces observations intéressantes à un double point de vue.

OBSERVATION XLVII (Résumée).

(Teissier. Gazette médicale de Paris).

« Une femme de 60 ans, à partir du moment de la cessation définitive des règles, perdait connaissance chaque mois et en revenant à elle la moitié du corps était entièrement paralysé et la parole était difficile. Cette hémiplégie persistait pendant quelques jours puis disparaissait pour revenir de nouveau à l'époque menstruelle suivante :

« En dehors de cet état, cette femme était d'un caratère calme et tranquille, pas de tempérament nerveux habituel, aussi les personnes qui l'entouraient pouvaient prédire le moment de l'attaque par l'agitation exceptionnelle qui s'emparait de la malade, quelque temps avant le début de l'accès. »

OBSERVATION XLVIII (Résumée).

(J. Tilt. Change of life, etc., p. 177, obs. XXVIII).

«Femme de 50 ans, menstruée à 10 ans d'une façon assez régulière jusqu'à l'âge de 21 ans, époque où elle se maria. Elle eut quatre enfants. La ménopause survint à 47 ans, la menstruation avait commencé à être irrégulière, quatre mois auparavant.

« Quelques jours après le dernier flux menstruel, et sans cause connue, la malade occupée dans un jardin se sentit tout à coup prise de vertige, tomba à terre et resta insensible pendant dix minutes. La même attaque se répéta bientôt toutes les semaines, puis tous les quinze jours, puis toutes les six semaines. Elle en fut, ensuite complètement délivrée pendant six mois, mais se sentait plus nerveuse que de coutume. Quelque temps après, étant en bonne santé apparente, un jour qu'elle parlait à son mari elle fut subitement privée de la parole : elle était consciente de son état, savait ce qu'elle voulait dire, mais ne pouvait se faire entendre. Cet état ne s'accompagnait que d'étourdissements sans autre souffrance. Pendant deux années cette attaque revint chaque jour, et si elle manquait pendant la journée, elle survenait alors pendant la nuit, à la fin de son premier sommeil. Elle me consulta parce que ces attaques étaient revenues deux ou trois fois par jour. Depuis, la malade est très-nerveuse, et effrayée dans l'obscurité. J'assurai la liberté du ventre par le calomel... le traitement fut continué pendant six semaines et le nombre des attaques diminua de quatre à une seule par jour, de plus elles étaient de moins longue durée. Deux mois après la malade fut guérie : elle se plaint encore d'être une fois par jour dans l'impossibilité de parler, mais cette gêne est de courte durée. Aucune autre raison (aisance, pas de soucis, bonne santé antérieure) que la ménopause ne pouvait expliquer ces accidents qui ressemblent à une petite attaque d'épilepsie. »

C. — *Influence de la Ménopause sur les Diathèses.*

1. *Goutte.* — On ne saurait contester qu'à l'égard de la goutte, les femmes jouissent d'une immunité très-remarquable. Sur 80 cas, rassemblés par Patissier, deux seulement appartenaient à des femmes. Sur 300 observations complètes de goutte régulière, recueillies par M. Durand-Fardel, il n'y a que 22 femmes. Autrefois, dans l'ancienne Rome, s'il faut en croire Sénèque, il n'en était pas de même, mais cela tenait, ainsi qu'il le remarque lui-même, à ce que les femmes avaient changé, non pas de nature, mais leurs habitudes de vie : «...elles sont devenues les égales des hommes en fait de licences et d'infirmités corporelles... »

D'après Scudamore, c'est de 30 à 35 ans qu'évolue la période classique de la goutte. On l'observe rarement avant la vingtième ou après la soixantième année. Garrod, cependant, l'a rencontrée une fois chez un sujet âgé neuf ans et une fois chez un jeune homme âgé de 17 ans. Il rapporte aussi quelques cas dans lesquels cette affection s'est développée chez des vieillards de 70 ans (1). Chez la femme, c'est au moment de la ménopause que se développent de préférence les accidents goutteux ; Hippocrate a établi ce fait péremptoirement : Mulier podagra non laborat, nisi menstrua defecerint. Bordeu, également, en a signalé la fréquence à cette époque. C'est en Angleterre, là où la goutte est si commune qu'on peut étudier avec fruit le rapport qui lie la cessation des règles au développement des accidents goutteux. Le tableau suivant, est des plus instructifs.

Mortalité relative causée par la goutte, chez les deux sexes, aux différents âges.

Ages.	Hommes.	Femmes.
5 ans.	»	11
De 5 à 10 ans.	»	»
De 10 à 15 ans.	»	212
De 15 à 20 ans.	67	»
De 20 à 30 ans.	168	56
De 30 à 40 ans.	541	121
De 40 à 50 ans.	732	291
De 50 à 60 ans.	1148	152
De 60 à 70 ans.	458	103
De 70 à 80 ans.	186	»
Total.	3300	946

Il résulte de cette statistique qu'en Angleterre les femmes ont de la tendance à contracter la goutte au moment de la puberté (212 cas) et à la ménopause (291 cas), cette dernière étant l'époque maxima. Chez les hommes, la période de la plus grande fréquence est comprise entre 50 et

(1) CHARCOT. Leçons cliniques sur les maladies des vieillards, 1873. 2° édit., p. 118. — D'après M. Mignet, Franklin aurait ressenti les premières atteintes de la goutte à l'âge de 75 ans. (Vie de Franklin.)

60 ans. On remarquera qu'avant la puberté 11 cas ont été notés chez des petites filles; la plupart étaient sans doute prédisposées par des antécédents héréditaires, mais il ne serait pas impossible que, pour quelques-unes, on dût faire entrer en ligne de compte les habitudes alcooliques, M. Wilkes n'a-t-il pas signalé le cas de cette petite fille de 8 ans qui buvait une demi-pinte de gin par jour, et mourut de cirrhose du foie constatée à l'autopsie? (Charcot, Cours de la Faculté, 1876).

2. *Rhumatisme.* — Il n'est pas fréquent de voir se développer une *première attaque* de rhumatisme articulaire aigu après 40 ans; il ne s'agit donc ici que du rhumatisme chronique, lequel, on le sait, se développe souvent chez les femmes au moment de la ménopause. C'est principalement le rhumatisme noueux qu'on observe (1); il est si fréquent que, d'après les relevés de MM. Charcot et Vulpian, il fournit un quinzième à un vingtième de la population de la Salpétrière. D'après Tilt, dans la période de 40 à 50 ans, 604 femmes meurent de rhumatisme, contre 285 hommes seulement. Chez certaines d'entre elles, le rhumatisme a pu quelquefois présenter une sorte de périodicité; ainsi Brierre de Boismont dit que « chez une femme, les douleurs reparaissaient tous les mois aux anciennes époques. »

Chez certaines rhumatisantes, on a vu revenir au moment de la cessation, des affections cutanées disparues depuis un temps variable. Pour les auteurs qui rattachent ces douleurs rhumatismales et ces dermatoses à une même maladie constitutionnelle, l'arthritis, on pourrait dire que, dans certains cas, la ménopause a rappelé la *diathèse arthritique.*

---

(1) HAYGARTH. A clinical history of the nodosity of the joints. Londres, 1813.

3. *Scrofule.* — D'après Bazin (1) la scrofule, qu'on trouve surtout de 5 à 15 ans, peut encore s'observer, quoique plus rarement entre 40 et 60 ans.

Lebert, rassemblant 573 cas de scrofule, les a répartis de la façon suivante au point de vue de l'âge :

De   1 à   5 ans   69 cas.

De   5 à 15 ans 298 cas.

De 15 à 45 ans 170 cas.

Brierre de Boismont (2) rapporte l'observation curieuse, d'une femme qui, à l'âge de 15 ans, avait eu une affection scrofuleuse dont elle avait été guérie depuis. A l'âge de 45 ans, au moment de la ménopause, les ganglions du cou s'engorgèrent de nouveau et il se forma des abcès avec ulcères fistuleux. Nous avons observé un fait analogue à l'hôpital Saint-Antoine.

OBSERVATION XLIX (Personnelle).

Diathèse scrofuleuse ancienne. — Cessation des accidents depuis plus de vingt ans. — Retour de la scrofule, huit mois après la cessation des règles.

La nommée X., 55 ans, journalière, entre à l'hôpital Saint-Antoine, service de M. Peter, le 13 novembre 1876, salle Sainte Adélaïde n° 23.

La malade, très-affaiblie, et d'origine étrangère, peut difficilement se faire comprendre, c'est d'un de ses parents que nous tenons les renseignements suivants. Depuis l'âge de 11 ans la malade a eu, pendant de longues années, des abcès au cou et aux jambes, ophthalmies rebelles, croûtes dans la tête avec chute des cheveux. De plus, pendant plusieurs mois, il y a eu de la suppuration par une oreille. Les abcès du cou se fermaient et paraissaient guéris pour un moment, puis se rouvraient au bout d'un certain temps, mais depuis une vingtaine d'années tous ces accidents s'étaient terminés peu à peu.

Menstruation très-irrégulière ; les règles ont cessé depuis 8 ans. 6 à 8 mois après la ménopause, se sont produites les nouvelles manifesta-

(1) BAZIN. Leçons sur la scrofule, 1861, p. 120.

(2) loc. cit, p. 431.

tions de la scrofule qui datent par conséquent de 7 ans environ. La malade a toujours vécu dans une misère profonde et dans des conditions hygiéniques déplorables.

Etat actuel. — Cicatrices profondes, qui couturent les parties latérales du cou, surtout à droite. — 5 à 6 larges cicatrices blanches, déprimées, à base épaisse, disséminées sur la paroi thoracique gauche.

Plaque noirâtre large comme une pièce de 5 francs, sur le côté du tibia gauche. — Cicatrices déprimées sur les deux jambes.

Adénopathie inguinale double. — Petit semis granuleux sur les piliers et le voile du palais, pas d'autre lésion de la gorge. — Pas d'ophthalmie, mais un peu de rougeur de la conjonctive palpébrale.

La malade se plaint de vives douleurs dans le dos et dans les lombes, nous découvrons alors, en arrière à droite au niveau des dernières côtes, un orifice fistuleux d'où s'écoule un pus sanieux. Le stylet introduit pénètre aisément de 0,06 centimètres et arrive sur la côte qui est dénudée. Plus bas, au niveau de la crète iliaque, deux ou trois petites fistules d'où s'écoule un peu de pus ichoreux.

Rien aux autres organes. Athérôme léger des artères.

Sans doute, il nous est impossible de démontrer absolument que la ménopause a eu une influence certaine sur le appel de la diathèse ; cette longue guérison apparente, puis ce retour subit des accidents au moment de la cessation des règles, l'absence de toute autre cause morbide, enfin le fait précédent de Brierre, nous autorisent à penser qu'il y a là plus qu'une simple coïncidence. Le *lupus de la vulve* (esthiomène) ne s'observe pas au delà de 50 ans (Huguier).

4. *Syphilis.* — La ménopause ne paraît avoir aucune influence spéciale sur la syphilis. On sait que plus celle-ci se développe chez des individus âgés et plus elle est grave. C'est là un point de l'histoire générale de la syphilis et qui n'a rien de spécial à l'âge critique. Nous sommes loin, comme on le voit, de l'opinion de Lieutaud qui regardait les femmes affectées de virus vénérien comme exposées à mille dangers à la cessation des règles.

5. *Cancer*. Ce que nous avons dit, dans les chapitres qui précèdent, de la fréquence du cancer et de ses différents siéges, à l'âge du retour, nous dispense de revenir sur ce sujet.

6. *Tuberculose pulmonaire. Phthisie.* — En général, les maladies chroniques à l'âge de la cessation ont une marche lente et déterminent des accidents moins graves que dans la jeunesse (Gendrin). Pour le même auteur, la ménopause étant surtout caractérisée par la diminution considérable de l'activité nutritive de l'économie, le tubercule ne trouve que des conditions défavorables pour son développement; aussi, « l'observation clinique montre que les maladies tuberculeuses, même celles des poumons, marchent avec d'autant plus de lenteur qu'elles existent à un âge plus avancé (1). » Il n'en est pas toujours ainsi; et quelquefois l'âge critique a été le réveil de la phthisie pulmonaire qui sommeillait quelquefois même depuis la première enfance. C'est ainsi que Brierre a observé 10 cas de phthisie à marche rapide à la cessation : chez la plupart de ces malades, le début de la phthisie remontait à bien des années et avait débuté par des hémoptysies plus abondantes au moment des règles. Récamier a rapporté l'histoire curieuse d'une dame qui avait été jugée phthisique dans son enfance. L'instauration des règles fit disparaître les accidents. Au moment de la ménopause, ceux-ci revinrent pendant quelque temps mais s'amendèrent bientôt à l'apparition d'hémorrhoïdes; puis, celles-ci s'étant supprimées, la maladie reprit son cours et la femme mourut phthisique. P. Dubois a vu deux femmes, chez lesquelles des signes de phthisie antérieure s'étaient arrêtés à l'instauration des règles, et reparurent au moment de la ménopause; les deux

(1) GENDRIN. Influence des âges sur les maladies Thèse de concours, chaire de pathologie interne. Paris. 1840, p. 58.

malades moururent rapidement. Tout le monde sait aujour-
d'hui que la phthisie pulmonaire n'est pas exclusivement
le triste privilége de l'âge adulte; Billard (1) l'a rencontréa
chez de très-jeunes enfants (de 1 à 4 mois); elle a été signalée de même au déclin de la vie; nous en en avons vu
récemment un cas des plus nets à l'hôpital Saint-Antoine,
chez une femme de 71 ans, le début des accidents ne remontait pas à plus de trois ans. Laennec a vu une vieille
femme de 77 ans mourir de phthisie pulmonaire. Un élève
de M. Vulpian, Moureton a rapporté, dans sa thèse inau-
gurale, neuf cas de tuberculisation aiguë chez des vieilles
femmes de la Salpétrière. Trois de ces malades étaient
âgées de plus de 80 ans, et la phthisie aiguë était primitive
dans tous les cas, à l'exception d'un seul.

7. La *chlorose*, cette maladie constitutionnelle, peut être
rapprochée des diathèses ; Trousseau l'a vue survenir graduellement à la ménopause, même chez des femmes non
sujettes à des affections utérines ou à des métrorrhagies.
Mais la plupart, ainsi qu'il en fait la remarque, étaient
d'anciennes chlorotiques, redevenues malades à l'âge de
retour.

V

Diagnostic.

On comprend aisément que l'âge a une importance capi-
tale dans le diagnostic de la ménopause, il ne faut pas ou-
blier néanmoins que, chez un certain nombre de femmes,
la suppression des règles n'est survenue que bien au delà
de l'époque que nous avons fixée comme moyennne ; nous
en avons rapporté de nombreux exemples.

1) BILLARD. Traité des malad. des nouveau-nés, 1837, p, 738.

Le diagnostic de la ménopause ne peut offrir de difficultés que pendant la première période (*dodging time*, temps des écarts), alors que la menstruation existe encore mais est profondément troublée. Ces perturbations menstruelles sont de deux sortes : il y a *absence* plus ou moins complète ou *excès* de menstruation.

1. Dans le premier cas, la ménopause pourra être confondue avec toutes les causes qui engendrent la *dysménorrhée*, voire même l'*aménorrhée*.

Ce sont principalement :

Un état constitutionnel, la *chlorose*.

Certaines affections locales, *maladies utérines*, *grossesse*; enfin quelques cas de suppression de règles, consécutifs aux *cachexies*, tuberculose, etc., ou survenus après des *maladies fébriles*.

Dans la *chlorose*, l'état antérieur de la malade, les souffles cardio-vasculaires, la pâleur du tégument, suffiront pour mettre hors d'erreur : on devra cependant se rappeler que quelques femmes au temps critique, présentent, même, en l'absence de pertes utérines abondantes, un état analogue à la chlorose des jeunes filles.

Un grand nombre d'*affections utérines* peuvent être la cause de l'aménorrhée; la plupart agissent mécaniquement en opposant un obstacle invincible à l'excrétion sanguine, ce sont principalement les rétrécissements ou oblitérations cicatricielles du canal vulvo-utérin, la présence de néoplasmes dans la cavité du col, polypes, fibromes, etc., les déviations utérines et surtout la flexion du col, etc. Il nous suffira de signaler ces causes d'erreur, qui ont été si bien étudiées par M. Bernutz [1].

La *grossesse* ne devra être diagnostiquée que par les

[1] Bernutz et Goupil. Clinique médicale sur les maladies des femmes, 1860, t. I, p. 345.

signes certains, toucher, bruits du cœur fœtal ; on ne devra pas se laisser influencer par les signes trompeurs d'une *pseudo-grossesse*, assez communs chez les femmes méno-pausiques.

L'aménorrhée de *cause cachectique* n'offre en général aucune difficulté pour le diagnostic ; l'état antérieur de la malade, les commémoratifs mettront sur la voie de l'amé-norrhée consécutive à une *affection fébrile*.

2. Quand il y a exagération du flux menstruel, le diag-nostic de la ménopause devient beaucoup plus difficile. Quand une femme de 40 à 50 ans, après plusieurs mois d'absence du flux cataménial, voit le sang reparaître de temps à autre, et cela sous forme d'une véritable métror-rhagie, s'agit-il tout simplement d'une perte utérine de la ménopause, ou bien l'hémorrhagie est-elle liée à une altéra-tion de la matrice ? Il y a là, non-seulement une question de diagnostic, mais encore un point de pronostic de la plus haute importance. La conduite à tenir en pareil cas est de se tenir sur la plus grande réserve : La malade devra être observée pendant un temps assez long, son état de santé noté avec soin, et ce ne sera qu'après des examens répétés et minutieux des organes génitaux internes et n'y avoir trouvé ou soupçonné aucune altération morbide, que l'on pourra, avec quelque certitude, porter le diagnostic : métrorrhagie de la ménopause.

Ce n'est qu'au bout de plusieurs années, après avoir tenté inutilement de rappeler le flux menstruel par une médication appropriée, qu'on diagnostiquera une méno-pause précoce. Dans la grande majorité des cas, elle est consécutive à des couches laborieuses, à des traumatismes, à des affections utérines ; par cela même, elle se confond souvent avec l'*aménorrhée symptomatique*, dont elle méri-terait le nom à plus d'un titre.

VI

Pronostic.

La ménopause mérite-t-elle la dénomination d'âge critique? Cette question, comme la plupart des problèmes relatifs à la menstruation, a été résolue par la statistique. Dans un ouvrage sur la population du pays de Vaud, Muret, s'élevant contre la prétendue malignité de l'âge de retour, écrivait : « Je sais bien que c'est là une opinion généralement répandue; cependant, mes observations m'ont appris que l'âge de 40 à 50 ans n'est pas plus critique pour les femmes que celui de 10 à 20. » Déparcieux, dans son *Essai sur les probabilités de la vie humaine* (1746), dit, en parlant de l'âge critique, que « cela pourrait bien être encore une de ces choses que l'on croit sans fondement, comme bien d'autres. » Lachaise, dans sa *Topographie médicale de Paris* (1822), a montré que l'époque de 40 à 55 ans ne présentait pas de surcroît de mortalité remarquable. Bien plus, Odier, de Genève (*Biblioth. britannique*, t. IV, sect. des Sciences), prétend que, dans *toutes* les périodes de leur existence, les femmes sont « plus vivaces » que les hommes. En Angleterre, Finlaison a trouvé également que la durée de la vie chez les femmes, était de beaucoup plus longue que chez les hommes. Dans un Mémoire fort étendu, lu à l'Académie des sciences, Benoiston de Châteauneuf (1) a vu que « à toutes les époques de la vie des hommes, depuis 30 jusqu'à 70 ans, on trouve une mortalité plus grande que chez les femmes, mais surtout de 40 à 50 ans..., période véritablement plus critique

(1) Sur la mortalité des femmes de l'âge de quarante à cinquante ans. Acad. Sciences, 1818.

pour les hommes que pour les femmes... » Il fait suivre ces réflexions du tableau suivant qui ne porte que sur la population de Paris :

57 641 décès de femmes pour la ville de Paris.

A 35 ans.	4371 décès.	
A 40 ans.	4324	—
A 45 ans.	4384	—
A 50 ans.	4759	—
A 55 ans.	4789	—
A 60 ans.	4978	—

En Angleterre, John Sainclair (1) est arrivé à des résultats identiques, Saucerotte (2) a trouvé que la mortalité par affections utérines est plus élevée de 30 à 40 ans que de 45 à 50 ans. Leudet, de Rouen, conclut dans le même sens : sur 222 décès de femmes âgées de 30 à 60 ans, il a trouvé :

76 décès de 31 à 40 ans.		
77	—	41 à 50 ans.
69	—	51 à 60 ans.

Il semble donc bien démontré que l'opinion ancienne, qui attribuait à la cessation des règles une influence considérable sur la mortalité du sexe féminin, ne repose sur aucun fondement solide; on ne saurait donc trop répéter avec Brierre de Boismont : « L'âge critique n'augmente pas la mortalité des femmes » (3).

(1) JOHN SAINCLAIR. The code of health and longevity, t. I, 183.

(2) SAUCEROTTE. Nouveaux conseils aux femmes sur l'âge prétendu critique. Paris, AN XIII.

(3) Loc. cit., p. 245. Au moment de terminer cette étude, nous trouvons dans un nouveau recueil: *Annales de Démographie internationale*, n° 1, mars 1877, un travail du Dr William Farr, *sur la mortalité en Angleterre de 1861 à 1870*. Dans un de ses chapitres, l'auteur se propose d'étudier la

Barié.   13

Mais ce n'est là qu'un des côtés de la question; il ne nous suffit pas de constater que, pendant une période égale, la mortalité est plus faible chez la femme que chez l'homme, il faut encore savoir, ainsi que le dit M. Stoltz, si, pendant le temps de la ménopause, la femme est exposée à plus d'infirmités que pendant qu'elle était exactement réglée.

En thèse générale, on peut dire qu'il n'est que bien peu de femmes qui traversent la période climatérique sans être sujettes à des malaises inaccoutumés, à des troubles les plus divers. Mais, sur ce sujet, il y a une distinction qu'il importe d'établir. Les femmes dont la menstruation a été irrégulière, les couches laborieuses, les avortements fréquents, ou celles qui sont affaiblies par les excès habituels, par les travaux excessifs, la misère, la cachexie, toutes celles-là offrant moins de résistance, sont, par cela même, plus exposées aux accidents multiples de la cessation ; celles, au contraire, qui ont vécu dans des conditions de vie aisée et régulière, traverseront l'âge critique au prix de quelques malaises insignifiants.

Si la ménopause ne guérit pas toutes les affections du système utérin, elle a sûrement une influence favorable sur les maladies inflammatoires de la matrice : 33 femmes qui souffraient de douleurs utérines avec leucorrhée habituelle, virent tous ces accidents disparaître à la ménopause. De même, certaines femmes d'un tempérament débile et maladif, épuisées régulièrement par l'hémorrhagie périodique, virent s'améliorer considérablement leur santé après la disparition du flux menstruel : 53 femmes, qui, depuis

mortalité comparative de l'homme et de la femme à chaque âge. Ce travail étant encore incomplet et en cours de publication, nous nous contenterons d'y renvoyer le lecteur, qui y trouvera sans doute des détails intéressants sur le sujet qui nous occupe.

cinq ans, étaient ainsi délivrées du flux cataménial, devinrent vigoureuses et en bonne santé (Tilt). Ainsi se trouverait confirmée cette opinion de Flourens (1) qui regarde
la période de 40 à 50 ans comme l'époque de la puissance
corporelle et de la vigueur de l'intelligence.

Quant aux femmes, prédisposées par leurs antécédents
aux accidents divers de l'âge climatérique, c'est à elles
seulement que s'appliquent les lignes suivantes de
M. Stoltz : « Si la mortalité n'est pas plus grande à l'âge
critique, des maladies de toute nature pouvant être attri-
buées à la ménopause manquent rarement de se manifester
à cet âge » (2). Nous avons signalé les accidents congestifs
variés, et les névropathies protéiformes qui sont la grande
majorité des troubles de l'âge critique; ils sont sans gravité. Nous avons noté également la coïncidence fréquente
des affections cancéreuses avec la ménopause, sans pouvoir, il est vrai, établir *définitivement* le rôle pathogénique
de celle-ci. Enfin, nous avons vu que, dans certaines circonstances, la cessation des règles avait eu une influence
fâcheuse sur quelques névroses, sur l'aliénation mentale,
et sur quelques troubles de la motilité qu'on peut rattacher
le plus souvent à une hyperémie de l'axe spinal ou du
rachis.

VII

Indications thérapeutiques.

La thérapeutique de la ménopause se borne à combattre
les accidents variés qui surviennent à l'âge critique; chacun de ces troubles si complexes, fournit lui-même l'in-

<hr>

(1) FLOURENS. De la longévité humaine, 3e édit. Paris, 1856.
(2) STOLTZ. Nouv. Dict. de méd. et de chirurgie pratiques, t. XXII,
p. 332. Art. Menstruation.

dication thérapeutique nécessaire. Néanmoins, certaines règles générales trouvent leur application chez toutes les femmes : Avant tout, on devra se préoccuper de détourner des organes génitaux, toutes les causes pouvant produire ou entretenir des congestions, on conseillera dans ce but d'éviter l'usage des excitants, viande noire, café, thé, boissons alcooliques, etc. S'il y a production de flux hémorrhoïdal, on devra non-seulement le respecter mais encore le favoriser par des moyens appropriés ; quelques auteurs, dans ce but, et Raciborski entre autres, conseillent d'avoir recours à l'aloès, au jalap, à la scammonée, etc. ; si on se décidait à employer ces drastiques, on ne devrait les donner qu'à très-petites doses en en surveillant l'usage, car, s'ils peuvent favoriser un flux sanguin par l'extrémité inférieure de l'intestin, ils ont également le désavantage de provoquer des poussées congestives vers l'utérus. On se trouvera bien de l'emploi de certaines eaux purgatives : Pullna, Birmenstorf, Friedrichshall, prises à petites doses pendant quelques jours de suite principalement aux environs des époques menstruelles. Si malgré ces soins, les phénomènes congestifs persistaient, il y aurait lieu de recourir à de petites saignées plus ou moins répétées. Si ces mouvements pléthoriques avaient de la tendance à se localiser vers les parties supérieures : tête, organes respiratoires, etc., les douches révulsives sur les membres inférieurs seraient formellement indiquées, « en prenant soin toutefois de ne pas provoquer de métrorrhagies qui se produisent si facilement à cette époque de la vie, et qui exigent, au contraire, l'intervention de procédés hydrobalnéaires propres à appeler le sang vers les parties supérieures » (Desnos). Avec l'hydrothérapie, on a encore conseillé les bains de mer, mais il faut être fort réservé sur leur usage, dans tous les cas, on devra les proscrire d'une façon absolue chez les femmes névropathiques, chez lesquelles ils ne feraient que stimuler l'excitation nerveuse. Le traitement par les eaux minérales a été établi avec une grande rigueur par notre savant maître, M. Desnos (1). Pour lui, ces trois groupes de phénomènes : nervosisme, dyspepsie, métrorrhagie qui résument la plupart des accidents ménopausiques, seraient souvent amendés simultanément par l'usage d'*eaux tempérantes indéterminées* : Néris, Plombières, Ussat, Bagnères de Bigorre, ou de *bicarbonatées sodiques mixtes*, Ems, Royat, ou encore de *bicarbonatées sodiques*, Vichy, et les *sulfureuses dégénérées* telles que Saint-Sauveur et les Eaux-Chaudes.

Il est de la plus haute importance de joindre à ces agents thérapeutiques, une *bonne hygiène*, la vie au grand air, à la campagne, l'exercice modéré, etc.

Quelques accidents nécessiteront des soins particuliers :

Les différentes causes produisant la *métrorrhagie* (cancers, polypes, fibrômes, métrite fongueuse) indiqueront d'elles-mêmes le *traitement local*. Quant aux *congestions utérines par habitude*, si les pertes sanguines qu'elles engendrent sont considérables, on leur appliquera le *traitement général* des métrorrhagies : repos au lit, position horizontale, compresses d'eau froide, injections de perchlorure de fer, l'ergotine, l'eau de Rabel à l'intérieur et dans quelques cas la digitale. L'*état chlorotique* sera combattu, par les toniques, le quinquina, les amers, le fer, les eaux minérales d'Orezza, de Passy, de Vals (Dominique) et de Forges.

La *dyspepsie gastro intestinale* exigera l'emploi des absorbants, des eaux de Vichy, Royat, Saint-Nectaire, et surtout Plombières et Bagnères-de-Bigorre.

Raciborski prétend que les antispasmodiques et les opia-

---

(1) DESNOS. Traitement des maladies des femmes par les eaux minérales. In Ann. de gynécologie, juin-août 1874.

cés sont mal supportés par les malades *névropathiques*, au contraire, la belladone d'après le conseil de Sandras, donnerait souvent de bons résultats et amenderait les accidents nerveux. La thérapeutique des *affections cutanées* variera suivant la nature de la maladie. Contre les *troubles de la motilité* (parésie, paraplégie) qui sont le plus souvent le résultat de l'hyperémie rachidienne, on aura recours à l'ergot de seigle, aux révulsifs (vésicatoires, cautères) et à l'hydrothérapie.

CONCLUSIONS.

1. La ménopause (cessation normale et définitive des régles) survient entre 40 et 50 ans; l'âge de 46 ans, 4 mois, 2 jours peut être fixé comme terme moyen pour notre pays. La ménopause tardive est fréquente, la ménopause précoce l'est beaucoup moins.

2. La ménopause est caractérisée anatomiquement par l'*atrophie* des organes de la génération (utérus, ovaires, glande mammaire).

3. Les modifications apportées dans l'organisme par la suppression définitive du flux menstruel se réduisent à trois :

a. Augmentation de l'exhalation d'acide carbonique par le poumon, puis diminution progressive à mesure que la femme avance en âge.

b. Phénomènes congestifs supplémentaires (congestions, hémorrhagies) vers les régions les plus diverses, mais spécialement du côté des organes du petit bassin.

c. Exagération de l'activité nerveuse principalement dans le domaine du grand sympathique (névropathies protéiformes).

4. *En général*, la ménopause n'engendre pas de maladies graves ; elle n'augmente pas la mortalité des femmes et *à ce point de vue ne mérite en aucune façon le nom d'âge critique.*

5. Peu de femmes échappent aux troubles variés de la cessation; les accouchements laborieux, les avortements, la misère, la cachexie y prédisposent d'une façon notable.

6. La plupart des accidents ménopausiques se rattachent à ces deux processus morbides : *pléthore sanguine, nervosisme.*

7. La ménopause a une influence certaine sur les *affections utérines*; quelques-unes disparaissent ou s'amendent considérablement : *affections inflammatoires, fibro-myômes*, etc; d'autres coïncident avec elle, ou de l'état latent passent à une marche rapide (*affections cancéreuses*).

8. Les accidents morbides de la ménopause sont variés et complexes. Outre les désordres du côté des organes génitaux, ils se manifestent par des *troubles du tube digestif*, par des *affections cutanées*, des *perturbations des organes des sens*, etc.

9. Dans le domaine du système nerveux, la ménopause a une influence considérable sur les *névroses* et les *maladies mentales;* elles apparaissent quelquefois avec la cessation des règles, mais dans beaucoup de cas on rencontre un état antérieur de prédisposition soit héréditaire, soit acquise.

10. La ménopause peut engendrer des *troubles graves de la motilité* (parésie, paraplégie). Ces paraplégies peuvent avoir plusieurs causes, les plus fréquentes se rattachent à une congestion rachidienne.

11. La ménopause est souvent le point de départ des premières manifestations de la *goutte* et du *rhumatisme chronique;* elle peut également rappeler certaines diathèses : *scrofule*. La *chlorose* s'observe quelquefois à la cessation du flux menstruel, même chez des femmes non sujettes à des métrorrhagies.

12. Le *diagnostic* de la ménopause s'appuiera sur trois faits : l'âge de la femme, les antécédents et les examens des organes génitaux.

13. Le point capital des *indications thérapeutiques*, est d'éloigner toutes les causes de congestion pour l'utérus : chacun des accidents fournira ensuite des indications particulières.

INDEX BIBLIOGRAPHIQUE

1º Anatomie et Physiologie pathologiques.

DE GRAAF. Histoire anatomique des parties génitales qui servent à la génération. Bâle, 1679.

MORGAGNI. De sedibus et causis morborum. Epist. XLVI.

RŒDERER. Icones uteri humani observationibus illustratæ. Gœttingue 1759.

HALLER. Elém. physiologiæ, etc. Lausanne, 1766.

MAYER (de Bonn). Beschreibung einer graviditas interstitialis uteri. etc., in Breschet. *Archives de médecine*, tome X. 1826.

DENIS (de Commercy). Recherches expérimentales sur le sang humain. Paris, 1830, et nouveau mémoire sur le sang, etc. Paris, 1859.

NÉGRIER. Recherches anat. et physiologiques sur les ovaires. Paris, 1840.

ANDRAL et GAVARRET. Rech. sur la quantité d'acide carboniq. exhalé par le poumon dans l'espèce humaine. *Annales de chimie et de physique*, 1843, 2ᵉ série, tome VIII.

BISCHOFF. Traité du développement de l'homme et des mammifères. 1843.

POUCHET. Théorie positive de l'ovulation spontanée, etc. 1847.

COSTE. Histoire du développement des corps organisés. Paris, 1847.

GENDRIN. Traité philosophique de médecine pratique. Paris, 1839.

RACIBORSKI. De la puberté et de l'âge critiq. chez la femme. Paris, 1844.

F. GUYON. Etude sur les cavités de l'utérus à l'état de vacuité. *Thèse* Paris, 1858.

R. STORER. Menstruation sans ovaires. *In Archives de Physiologie*, t. I. 1868.

SEUVRE. Recherches sur l'infl. des trompes utérines. Th. Paris, 1874.

BEIGEL (de Vienne). Krankheiten des Weiblichen Geschlechtes. Erlangen, 1874.

GOODMAN. *Annales de Gynécologie*. 1876.

MAYRHOFER. Ueber die gelben Körper und die ueber Wanderung des eies. Vienne, 1876.

DE SINÉTY. Indépendance relative qui peut exister entre l'ovulation et la menstruation. *In Bullet. Société de Biologie*. 2 déc. 1876 et *Gaz. Médicale*. nº 52. 1876.

2° Symptomatologie générale.

HIPPOCRATE. Edition Littré, tome VIII. Maladie des femmes.

SILVIUS. De mensibus mulierum. Venise, 1556.

G. FERNELII AMBIANI. Universa medicina. Paris, 1567.

AMBR. PARÉ. Op. Rouen 1633 et édit. Malgaigne.

FORESTUS. De mul. morbis. Opera. Rouen, 1653.

EISENO. De mensium suppressione. Basileæ, 1673.

WEIGELIO. De mensium suppressione. Ienæ, 1676.

HEISEN. De mensium suppressione. Lugd. Batavorum, 1684.

ANCILLOU. De mensium suppressione. Basileæ, 1689.

G. E. STAHL. De mensium muliebrum fluxu et suppressione. Ienæ, 1694.
— De fine mensium, initiis morborum variorum, opportuno.
    Halle, 1700.
— De mensium viis insolitis. Halle, 1702.

FABRICE DE HILDEN. Obs. chirurgicæ. Genève, 1679.

BIDLOO. De mensium suppressione. Lugd. Batav., 1697.

FREIND. Emménologie, traduct. Devaux. Paris, 1730.

FR. HOFFMANN. Med. rat. syst. Halle, 1718.

JOHANNES BUHL. De præservatione morborum, post plenariam mensium
    cessationem. Lugd. Batav., 1721.

ASTRUC. Maladies des femmes. Paris, 1761.

R. EMETT. Essai de med. sur le flux menstruel. Paris, 1757.

FOTHERGILL. On the management propter at the cessation of the menses.
    1774.

SCHURIG. Parthenologia. Dresde, 1790.

AL. HAMILTON. Traité des mal. des femmes et des enfants. 1798.

VIGAROUS. Cours élémentaire des maladies des femmes, 1801.

ROYER-COLLARD. Suppression du flux menstruel. Thermidor an X.

J. B. CHOUFFE. Des accidents et des maladies qui surviennent à la
    cessation de la menstruation. Th. Paris, floréal an X.

BÉCLARD (d'Angers). Sur les maladies auxquelles les femmes sont
    sujettes à la cessation des menstrues. Th. Paris. Prairial an X.

JALLON. Essai sur l'âge critique des femmes. Th. Paris, an XIII, n° 459.

LAMAZE. Cessation du flux menstruel. Th. Paris, an XIII, n° 422.

GUILBERT. Des purgatifs à la cessation de la menstruation. Th. Paris,
    an X.

OSIANDER. Diss. in med. de fluxuo menstruo atque uteri prolapsu. Gœt-
    tingue, 1808.

RAYMOND. Maladies qu'il est dangereux de guérir. 1808.

PINEL. Nosographie philosophique, 1813. 5ᵉ édit. et Médecine cliniq. 1815.

GRAVIS. Cessation des règles. Th. Paris, 1813.

LESTRADE. Maladies des femmes à leur époque critique. Th. Paris, 1815.

GARDANNE. De la ménopause. 2° édit. Paris, 1821.

SPITTA. Com. phys. path. mutationes, affectiones et morbos in organismo feminarum, etc. Gœttingue, 1822.

PÉTREQUIN. Recherches sur la menstruation. Th. Paris, 1835.

CAVARÉ. Menstruation envisagée aux trois périodes de la vie utérine. Th. Paris, 1835.

J. FRANCK. Traité de pathologie médicale. 1838. Tome III.

DESORMEAUX et P. DUBOIS. Art. Menstruation. In Dict. en 30. Tome XIX.

GENDRIN. Influence des âges sur les maladies. *Th. de concours.* Paris, 1840.

BRIERRE DE BOISMONT. De la menstruation considérée dans ses rapports physiologiques et pathologiq. Paris, 1842.

POQUILLON. De la ménopause. Th. Paris, 1846.

DUSOURD. Traité de la menstruation. 1857.

ROCQUE. Essai sur la physiologie et la pathologie de la ménopause. Th. Paris, 1858.

PUYO. De la ménopause. Th. Paris, 1865. N° 259.

LIEVEN. Statistiq. de la menstruation de mille habitantes de Saint-Péters-bourg. *Congrès médical internat. de Paris*, 1866.

FAYE. De la menstruation en Norwége. *Congrès médical internat. de Paris*, 1867.

VOGT. Sur la menstruation normale en Norwége. *Congrès médical internat. de Paris*, 1867.

MEYER (de Berlin). Exposé de la menstruation dans l'Allemagne sept. et centrale. *Congrès médical internat. de Paris*, 1867.

LEUDET (de Rouen). Etude sur la menstruation des femmes de Rouen et du département de la Seine-Inférieure. *Congrès médical internat. de Paris*. 1867.

G. LAGNEAU. Recherches comparatives sur la menstruation en France. *In Bullet. de la Société d'anthropologie de Paris*, tome VI, 1865.

RACIBORSKI. Traité de la menstruation. Paris, 1868.

J. TILT. The change of life in health and disease. 3° édit. Londres, 1870; et de la conservation de la santé des femmes aux époques critiques. Londres, 1851.

DEPAUL et GUÉNIOT. Art. Menstruation. *In Dict. encyclopédique sc. medic.* Tome VI. 2° série.

LORAIN. Art. Age. *In Nouv. Dict. de med. et chirurg. pratiq.*, tome I.

DESNOS. Traitement des malad. des femmes par les eaux minérales. *In Annales de Gynécologie.* juin-août, 1874.

STOLTZ. Art. Menstruation. *In Nouv. Dict. de med. pratique.* tome XXII.

3. Affections locales.

Louis. Mémoire sur les concrétions calculeuses de la matrice. *In Mém. Acad. de Chirurgie*, 1753, t. II.

Malgaigne. Des polypes utérins. Th. Paris, 1833.

Boivin et Dugès. Traité des mal. de l'utérus. Paris, 1833.

Tanchou. Statistique, in *Gazette des Hôpitaux*, 1838.

F. Duparcque. Maladies de la matrice. Paris, 1839.

Cruveilhier. Anat. pathologiq. du corps humain. 1830-1842.

Nélaton. Pathol. chirurgicale, t. V. 1849-1854 ; et *Gazette des Hôpitaux*, 1856.

Lebert. Maladies cancéreuses de la matrice. 1851.

Scanzoni. Traité pratiq. des malad. des organes sexuels de la femme. Paris, 1858.

Aran. Leçons cliniq. sur les malad. de l'utérus. 1858-1860.

Bernutz et Goupil. Clinique médicale sur les malad. des femmes. 1860.

Velpeau. Maladies du sein et de la région mammaire. 2ᵉ édit. 1858.

Sp. Wells. Diseases of the ovaries. Londres, 1865. Table of cases to accompany Mʳ Sp. Well's paper on the history of ovariotomy, etc. Londres, 1862.

Matthews Duncan. *Edinburgh medical Journal*. Mars 1863.

Waren. Allongt. hypertrop. du col. *In American journ. of the medical sciences*. 1864.

Bennet. Traité pratiq. de l'inflammat. de l'utérus, de son col et de ses annexes. Traduct. Michel Peter, 1864.

Negroni. Aperçu sur l'ovariotomie. Th. Paris, 1866.

Kœberlé. Résult. statistiq. de l'ovariotomie de juin 1862 à juin 1868. Paris, 1868

C. West. Leçons sur les mal. des femmes, traduct. Mauriac, 1870.

Courty. Traité pratiq. des maladies de l'utérus, etc. 2ᵉ édition, 1872.

Guéniot. De la guérison par résorption des tumeurs dites fibreuses de l'utérus. *In Bullet. de Thérapeutique*, 30 mars 1872.

Gallard. Leçons cliniq. sur les maladies des femmes. Paris, 1873.

Terrillon. Troubles de la Menstruation après les lésions chirurgicales ou traumatiques, Paris. 1874.

Ziembicki. Essai cliniq. sur les tumeurs solides de l'ovaire. Th. Paris, 1875.

Cadiat. Etude sur l'anatomie normale et les tumeurs du sein chez la femme. Th. Paris, 1875.

Labbé et Coyne. Traité des tumeurs bénignes du sein. Paris, 1876.

4. Hémorrhagies.

Difterico. De tumoribus singularibus a mensium suppressione obortis. Wittemb., 1758.

Cazenave. Déviations des règles par les seins et le visage. *Journal de Vandermonde*, tome X, 1759.

Gueneau de Mussy. Des hémorrhagies sous le rapport pathogénique. Th. Agrégation, 1847.

A. Puech. De la déviation des règles, etc. *Acad. des Sciences*, 1863.

Moutard-Martin. Paraplégies par hémorrhagies utérines ou rectales. *Union médicale*, 1852.

Parrot. Etude sur la sueur de sang et les hémorrhagies névropath. *Gazette hebd.*, 1859.

Lorey. Vomissements de sang. supplémentaires des règles. etc. Th. Paris. 1875.

Krishaber. Hémorrhagie linguale à l'époque de la ménopause. *In Ann. des malad. de l'oreille et du larynx*. N° 1. 1877.

5. Affections cutanées. Troubles digestifs. Affections diverses. Diathèses.

Rayer. Traité théoriq. et pratiq. des maladies de la peau. 1835.

Devergie. Traité pratique des maladies de la peau. 1854.

Lyons. Mélanose cutanée liée à la ménopause. *Dublin Hospital Gazette*, 1838, t. V.

Danlos. Etude sur la menstruation, son infl. sur les malad. cutanées. Th. Paris, 1874.

Chomel et Blache. Art. Erysipèle. *Dict. en 30 vol.*

Hardy. Article Acné. *In Nouveau Dict. de Méd. et de Chirurg. pratiq.*, tome 1.

Chomel. Traité des dyspepsies, 1857.

Durand-Fardel. Traité pratique des maladies chroniq. 1868.

Frerichs. Traité pratiq. des maladies du foie. 2° édit. 1866.

Portal. Aphonie nerveuse au moment de la ménopause. Mémoire sur la nature et le traitement de plusieurs maladies. Paris, 1800.

Galezowski. *Gazette des Hôpitaux*. 1864.

Haygarth. A clinical history of the nodosity of the joints. Londres, 1813.

Charcot. Leçons cliniques sur les maladies des vieillards. Paris, 1874.

Bazin. Leçons sur la scrofule. 1861.

6. Affections du système nerveux.

A. *Paraplégies*. DESFRAY. Essai sur le spinitis ou inflammation de la moelle épinière. Th. Paris, 1813.

STANLEY. London medic. and. chirurgic. transactions. 1833.

OLLIVIER (d'Angers). Traité des maladies de la moelle épinière. 1827-1837.

BARTH. Oblitération complète de l'aorte. *Archiv. Médecine*, 1835.

LISFRANC. Cliniq. chirurgicale de la Pitié. Paraplégie utérine. 1842, t. II.

EKKER. Dissertatio de cerebri et medullæ spinalis systemate vasorum capillari. 1853.

LEROY (d'Etiolles). Des paralysies des membres inférieurs ou paraplégies. Paris, 1856.

ESNAULT. Paralysies symp. de la métrite et du phlegmon utérin. Th. Paris, 1857.

COTHENET. Diagnostic des paraplégies. Th. Paris, 1858.

VAN BERVLIET. Paraplégie chlorotique. *In Ann. Société méd. de Gand.* 1861.

ETCHEVERRIA. *New York médical Times*. 1863.

JACCOUD. Des paraplégies et de l'ataxie des mouvements. Paris, 1864.

BROWN-SÉQUARD. Leçons sur le diagn. et le trait. des paralys. des membr. infér. Paris, 1864.

PEYTARD. Des congestions rachidiennes de cause menstruelle. Th. Paris 1867.

M. PETER. Des pelvi-péritonites et de la paraplégie utérine. Cliniq. de la Charité. *In Gazette des Hôpitaux*. 1871-72.

BOUCHARD. BERNHEIM. BERTIN. *Dict. encyclp*, Path. de la Moelle

VULPIAN. Art. Moelle. *In Dict. encyclop.*, t. VIII, 2e série, et *Gazette hebd.* 1861.

HALLOPEAU. Art. Moelle. *In Nouv. Dict. de méd. pratiq.*, t. XXII.

B. *Névroses*. J. MAISONNEUVE. Recherches sur l'épilepsie. Paris, 1803.

BOUCHET et CAZAUVIEILH. Epilepsie. *In Arch. de médecine*, t. X. 1826.

BEAU. Recherch. statistiques pour servir à l'histoire de l'épilepsie et de l'hystérie. *Archiv. de med.* 1836.

DUBOIS (d'Amiens). Hist. philosophique de l'hypochondrie et de l'hystérie. 1837.

BRACHET. *Gazette des Hôpitaux*. Oct. 1840.

SCHUTZEMBERGER. Etude sur les causes de l'hystérie. etc., etc. *Gaz. médicale*. Paris, 1846.

LANDOUZY. Traité complet de l'hystérie. 1846.

MESNET. Des paralysies hystériques. Th. Paris, 1852.

MARROTTE. *Revue méd-chirurg. de Paris*, juin 1851, et *Gaz. des Hôpit.* 1854 (spasme de la glotte, etc.).

SANDRAS. Traité pratiq. des mal. nerveuses. 1851.

LANDRY. Rech. sur les causes et indicat. curat. des malad. nerv. *In Monit. des Hôpit.* 1855.

MOREAU. Etiologie de l'épilepsie. *Mém. acad. de méd.* 1854. t. XVIII.

MACARIO. Des paraplégies essentielles. *In Ann. med. de la Flandre occident.* 1854.

RADCLIFFE. Epileptic and other convulsive affections, etc. Londres, 1861.

BRIQUET. Traité cliniq. et thérapeutique sur l'hystérie. Paris, 1859.

AXENFELD. Pathologie de Requin (névroses). 1863.

DELASIAUVE. *Journal de Médecine mentale.* 1864 (Catalepsie).

GUENEAU DE MUSSY. Paralysie hystérique. *Union médicale.* 1867.

GRISOLLE. Hystérie. *In Traité de path. interne.* 1869, t. II.

RIGAL. Causes et pathogénie des névralgies. *Th. agrégat.* 1872.

DUCHENNE (de Boulogne). Electrisation localisée. 3c édit. 1872.

TROUSSEAU. Cliniq. de l'Hôtel-Dieu. *Epilepsie,* t. II, 4° édit. 1873.

C. *Affections mentales.* GEORGET. De la folie. 1820.

F. VOISIN. Des causes normales et physiq. des mal. mentales. 1826.

ESQUIROL. Des maladies mentales. 1838.

M. V. BARBIER. Influence de la menstruation sur les malad. mentales. Th. de Paris, 1849.

BRIERRE DE BOISMONT. Du suicide et de la folie suicide dans leurs rapports avec la statistiq., la médecine et la philosophie. Paris, 1856. Erotomanie. *In Ann. medico-psychologiq.,* t. XV.

L. SCHLAGER (de Vienne). De la menstruation et de ses anomalies dans leurs rapports avec le développ. de l'aliénat. mentale. *in Ann. medico-psychologiq.* 1860, t. VI.

MARCÉ. Traité pratiq. des maladies mentales. Paris, 1862.

GRIESINGER. Traité des mal. mentales, 1865, avec notes de Baillarger.

DAUBRY. Menstruation dans ses rapports avec la folie. Th. Paris, 1866.

FOVILLE. Art. Délire. *In nouv. Dict. de med. pratiq.,* t. XI.

GUENEAU DE MUSSY. *Clinique médicale,* 1875, t. II.

L. ANT. PAGÈS. De la ménopause et de son influence sur la production de l'aliénation mentale. Th. Nancy, 1876.

A. VOISIN. Leçons cliniq. sur les maladies mentales. 1876.

7. Statistiques.

DÉPARCIEUX. Essai sur les probabilités de la vie humaine. Paris, 1746.

SAUCEROTTE. Conseils aux femmes sur l'âge prétendu critique. Paris, an XIII.

LAVILLE. Causes et moyens préservat. des mal. des femmes à la cessat. des règles, avec table de mortalité sur 1169 femmes de Coutances pendant une période de 10 ans. Th. Paris, 1816.

BENOISTON (de Châteauneuf). Mortalité des femmes de 40 à 50 ans. *Académie des Sciences*, 1818.

LACHAISE. Topographie médicale de Paris. Paris, 1822.

JOHN SAINCLAIR. *The code of health and longevily*. 1830, t. 1.

FLOURENS. De la longévité humaine. 3ᵉ édition. Paris, 1856.

MATHIEU. De la mortalité et de la populat. en France, *in Annuaire du Bureau des Longitudes*. 1863.

WILLIAM FARR. De la mortalité en Angleterre, de 1861 à 1870, *in Annales de Démographie internationale*, n° 1. Mars 1877.

TABLE DES MATIÈRES

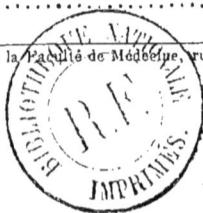

Paris. — A. PARENT, imprimeur de la Faculté de Médecine, rue M.-le-Prince, 29-31.

www.ingramcontent.com/pod-product-compliance
Lightning Source LLC
Chambersburg PA
CBHW060526210326
41519CB00014B/3133